Voetdiagnostiek
Theorie en praktijk

Van dezelfde auteur is tevens verkrijgbaar:
Voetdiagnostiek, werkboek (ISBN: 9789031354566)
Voetdiagnostiek, familieverbanden (ISBN: 9789031354573)

Voetdiagnostiek

Theorie en praktijk

Carine van den Berg

Bohn Stafleu van Loghum
Houten

© 2010 Bohn Stafleu van Loghum, onderdeel van Springer Uitgeverij

Alle rechten voorbehouden. Niets uit deze uitgave mag worden verveelvoudigd, opgeslagen in een geautomatiseerd gegevensbestand, of openbaar gemaakt, in enige vorm of op enige wijze, hetzij elektronisch, mechanisch, door fotokopieën of opnamen, hetzij op enige andere manier, zonder voorafgaande schriftelijke toestemming van de uitgever.

Voor zover het maken van kopieën uit deze uitgave is toegestaan op grond van artikel 16b Auteurswet j° het Besluit van 20 juni 1974, Stb. 351, zoals gewijzigd bij Besluit van 23 augustus 1985, Stb. 471 en artikel 17 Auteurswet, dient men de daarvoor wettelijk verschuldigde vergoedingen te voldoen aan de Stichting Reprorecht (Postbus 3051, 2130 KB Hoofddorp). Voor het overnemen van (een) gedeelte(n) uit deze uitgave in bloemlezingen, readers en andere compilatiewerken (artikel 16 Auteurswet) dient men zich tot de uitgever te wenden.

Samensteller(s) en uitgever zijn zich volledig bewust van hun taak een betrouwbare uitgave te verzorgen. Niettemin kunnen zij geen aansprakelijkheid aanvaarden voor drukfouten en andere onjuistheden die eventueel in deze uitgave voorkomen.

ISBN 978 90 313 7660 5
NUR 890

Eerste druk maart 1995
Tweede druk januari 1996
Derde druk april 1996
Vierde druk augustus 1996
Vijfde druk december 1998
Zesde, herziene druk mei 2001
Zevende, herziene druk september 2005
Achtste druk, 2010

Ontwerp omslag: Agraphics design, Anita Amptmeijer – BNO
Ontwerp binnenwerk: Studio Bassa, Culemborg
Illustraties: Nikki Genée
Foto's Gerrit ten Broeke
Automatische opmaak: Cross Media Solutions – Ten Brink, Alphen aan den Rijn

Bohn Stafleu van Loghum
Het Spoor 2
Postbus 246
3990 GA Houten

www.bsl.nl

Inhoud

Voorwoord 13

Inleiding 15

DEEL I FILOSOFIE EN THEORIE 17

1 Het masseren 19
- 1.1 Filosofie van het masseren 19
- 1.2 Indicaties en contra-indicaties 20
- 1.3 Vage en duidelijk aanwijsbare klachten 24
- 1.4 Het masseren van mensen met acute of chronische klachten 26
- 1.5 De kracht van de massage 26
- 1.6 Behandelingsduur 28
- 1.7 Masseren met en zonder hulpmiddelen 29
- 1.8 Het masseren van uw eigen voeten 30
- 1.9 Volgorde massagegrepen 31

2 De theorie achter de voetreflexologie 35
- 2.1 De theorie van dr. Fitzgerald 35
- 2.2 De theorie belicht vanuit de meridiaanleer 37

DEEL II ALGEMENE DIAGNOSTIEK 39

1 Voetdiagnostiek 41
- 1.1 De vergelijking van linker- en rechtervoet 41
- 1.2 De voetgrootte 42
- 1.2.1 De lengte 42
- 1.2.2 De breedte 43
- 1.3 De indeling in drieën 44
- 1.4 De driedeling: vergelijking tussen linker- en rechtervoet 46

1.4.1	De bovenpool	46
1.4.2	De middenpool	47
1.4.3	De onderpool	48
1.5	Verschijnselen op de voeten	48
1.5.1	Een likdoorn of eksteroog	48
1.5.2	Een moedervlek	49
1.5.3	Een wrat	49
1.5.4	Voetschimmel	49
1.5.5	Eelt	49
1.5.6	Blaasjesvorming	50
2	**Teendiagnostiek**	**51**
2.1	Een opbouw in die kootjes	51
2.1.1	De (on)gelijkheid in kootjesgrootte	52
2.1.2	Gelijkmatig verloop van basis naar top	53
2.2	Een zachtroze kleur	54
2.3	Teen ligt of staat recht	54
2.4	De huid vertoont elasticiteit	56
2.5	De nagelriemen zijn los en de nagels glad	56
2.6	Normaal tot geen beharingspatroon	56
2.7	De grootte van de tenen	57
2.7.1	De tweede teen is groter dan de grote teen	57
2.7.2	De tweede en derde teen zijn even groot	57
2.7.3	De tweede teen is kleiner dan de derde teen	58
2.7.4	De vierde teen is groter dan de derde teen	58
2.7.5	De vierde en vijfde teen	58
2.8	De hoogte van de aanhechting van de tenen	59
3	**De hypofyse en epifyse**	**61**
3.1	Anatomie	61
3.2	Fysiologie	61
3.3	Symboliek	62
3.4	Plaatsbepaling	62
3.5	Diagnostiek van het reflexgebied	62
3.5.1	Te rood of te bleek	63
3.5.2	De begrenzing	63
3.5.3	Bobbelvormige of kiezelachtige structuur onder de huid	64
3.6	Massage	65

4	**Slijmvliezen van neus, keel, bijholten en voorhoofdsholte**	**66**
4.1	Anatomie	66
4.2	Fysiologie	67
4.3	Symboliek	67
4.4	Plaatsbepaling	69
4.5	Diagnostiek van de reflexgebieden	69
4.6	Massage	71
5	**De ogen**	**72**
5.1	Anatomie	72
5.2	Fysiologie	73
5.3	Symboliek	73
5.4	Plaatsbepaling	74
5.5	Diagnostiek van de reflexgebieden	74
5.5.1	De hoogte van de aanhechting	74
5.5.2	Het openstaan voor nieuwe indrukken	74
5.6	Massage	75
6	**De oren**	**76**
6.1	Anatomie	76
6.2	Fysiologie	76
6.3	Symboliek	77
6.4	Plaatsbepaling	77
6.5	Diagnostiek van de reflexgebieden	77
6.5.1	Zwakte van de oren	77
6.5.2	Het openstaan voor indrukken	78
6.5.3	Te rood of te bleek	78
6.6	Massage	79
7	**De kaak en het gebit**	**80**
7.1	Anatomie	80
7.2	Fysiologie	80
7.3	Symboliek	81
7.4	Plaatsbepaling	81
7.5	Diagnostiek van de reflexgebieden	81
7.5.1	Te rood of te bleek reflexgebied	81
7.5.2	Gespannen en gerimpeld reflexgebied	82
7.5.3	Zichtbaarheid van het eerste teenkootje	82
7.6	Massage	82

8	**De schildklier en de bijschildklieren**	**83**
8.1	Anatomie	83
8.2	Fysiologie	83
8.3	Symboliek	84
8.4	Plaatsbepaling	84
8.5	Diagnostiek van de reflexgebieden	84
8.5.1	Te rood of te bleek	85
8.5.2	Te hard of te week	85
8.5.3	Te groot of te klein	85
8.6	Massage	86
9	**De luchtwegen**	**87**
9.1	Anatomie	87
9.2	Fysiologie	88
9.3	Symboliek	88
9.4	Plaatsbepaling	89
9.5	Diagnostiek van de reflexgebieden	89
9.5.1	Te rood of te bleek	90
9.5.2	Te hard of te week	90
9.5.3	Te groot of te klein	91
9.5.4	Eeltafzetting en groefvorming	92
9.6	Massage	93
10	**Het hart**	**94**
10.1	Anatomie	94
10.2	Fysiologie	95
10.3	Symboliek	96
10.4	Plaatsbepaling	96
10.5	Diagnostiek van de reflexgebieden	97
10.5.1	Te rood of te bleek	97
10.5.2	Te hard of te week	98
10.5.3	Te groot of te klein	99
10.5.4	Eeltafzetting en groefvorming	99
10.6	Massage	100
11	**De maag**	**102**
11.1	Anatomie	102
11.2	Fysiologie	103
11.3	Symboliek	103
11.4	Plaatsbepaling	106

11.5	Diagnostiek van de reflexgebieden	106
11.5.1	Te rood of te bleek	107
11.5.2	Te hard of te week	108
11.5.3	Te groot of te klein	109
11.6	Massage	110
12	**De dunne darm**	**111**
12.1	Anatomie	111
12.2	Fysiologie	112
12.3	Symboliek	113
12.4	Plaatsbepaling	114
12.5	Diagnostiek van de reflexgebieden	114
12.5.1	Te rood of te bleek	114
12.5.2	Te hard of te week	115
12.5.3	Te groot of te klein	117
12.6	Massage	118
13	**De dikke darm**	**119**
13.1	Anatomie	119
13.2	Fysiologie	120
13.3	Symboliek	120
13.4	Plaatsbepaling	122
13.5	Diagnostiek van de reflexgebieden	122
13.5.1	Te rood of te bleek	122
13.5.2	Te hard of te week	123
13.5.3	Verloop van de dikke darm	123
13.6	Massage	125
14	**De lever**	**127**
14.1	Anatomie	127
14.2	Fysiologie	128
14.3	Symboliek	128
14.4	Plaatsbepaling	129
14.5	Diagnostiek van de reflexgebieden	129
14.5.1	Te rood of te bleek	129
14.5.2	Te hard of te week	130
14.5.3	Te groot of te klein	130
14.6	Massage	131

15	**De galblaas**	**132**
15.1	Anatomie	132
15.2	Fysiologie	133
15.3	Symboliek	133
15.4	Plaatsbepaling	134
15.5	Diagnostiek van de reflexgebieden	134
15.5.1	Te rood of te bleek	134
15.5.2	Te hard of te week	135
15.5.3	Een pijnlijk reflexgebied	136
15.6	Massage	137
16	**De alvleesklier**	**138**
16.1	Anatomie	138
16.2	Fysiologie	139
16.3	Symboliek	139
16.4	Plaatsbepaling	140
16.5	Diagnostiek van de reflexgebieden	140
16.6	Massage	141
17	**De nieren, urinewegen en blaas**	**142**
17.1	Anatomie	142
17.2	Fysiologie	143
17.3	Symboliek	144
17.4	Plaatsbepaling	146
17.5	Diagnostiek van de reflexgebieden	147
17.5.1	De nieren	147
17.5.3	De blaas	150
17.6	Massage	153
18	**De milt en het lymfesysteem**	**154**
18.1	Anatomie	154
18.2	Fysiologie	156
18.3	Symboliek	156
18.4	Plaatsbepaling	158
18.5	Diagnostiek van de reflexgebieden	159
18.5.1	De milt	159
18.5.2	De lymfe	161
18.6	Massage	163

19	**De hormoonklieren**	**164**
19.1	Anatomie en fysiologie	165
19.1.1	De bijnieren	165
19.1.2	De Eilandjes van Langerhans	165
19.1.3	De geslachtsklieren	166
19.2	Symboliek	166
19.3	Plaatsbepaling	167
19.4	Diagnostiek van de reflexgebieden	168
19.4.1	De bijnieren	168
19.4.2	De alvleesklier	168
19.4.3	De geslachtsklieren	169
19.5	Massage	173
19.5.1	De bijnieren	173
19.5.2	De alvleesklier	173
19.5.3	De geslachtsklieren	173
20	**De botten en gewrichten**	**174**
20.1	Anatomie en fysiologie	174
20.2	Symboliek	176
20.3	Plaatsbepaling	177
20.3.1	De schedel en andere gewrichten van het hoofd	177
20.3.2	De nek, schouders en wervelkolom	177
20.3.3	De elleboog	177
20.3.4	De borstkas	178
20.3.5	De heupen en het bekken	178
20.3.6	De knieën	178
20.4	Diagnostiek van de reflexgebieden	178
20.4.1	De schedel en andere gewrichten van het hoofd	178
20.4.2	De nek, schouders en wervelkolom	179
20.4.3	De elleboog	181
20.4.4	De borstkas	181
20.4.5	De heupen en het bekken	182
20.5	Massage	183
20.5.1	De schedel en andere gewrichten van het hoofd	183
20.5.2	De nek, schouders en wervelkolom	183
20.5.3	De elleboog	184
20.5.4	De borstkas	184
20.5.5	De heupen en het bekken	184

DEEL III OEFENDEEL 187

1 De opbouw van de voet 189

2 De teenopbouw en aanhechting 191

3 Kenmerken, diagnose en conclusie 195
    Man, 40 jaar 195
    Vrouw, 47 jaar 198
    Vrouw, 32 jaar 200
    Vrouw, 40 jaar 202
    Man, 41 jaar 204
    Man, 43 jaar 207
    Vrouw, 54 jaar 209
    Man, 35 jaar 211
    Vrouw, 55 jaar 213
    Vrouw, 36 jaar 216
    Man, 32 jaar 218
    Man, 80 jaar 221

    Literatuur 224

Voorwoord

Ik ben destijds begonnen met het opschrijven van mijn kennis van en ervaringen met voetdiagnostiek om aan het verzoek van mijn cursisten te voldoen. Wat in eerste instantie begon als een uitbreiding van de bestaande stencils, groeide in de loop der tijd uit tot het formaat van een boek. Al schrijvende kwam ik steeds meer noemenswaardige aspecten tegen en werd het schrijven van een zo compleet mogelijk overzicht de grootste uitdaging.
Na de eerste afronding wilde ik mijn beweringen toetsen. Ik vroeg cursisten foto's van voeten te maken van partners, familie en vrienden, die ik mocht gebruiken voor het uitschrijven van een diagnose. Ook zijn er tijdens de cursussen dia's gemaakt, met behulp waarvan cursisten met de opgedane lesstof een diagnose leerden stellen. Het merendeel van de diagnoses was juist gesteld. De gegevens die niet klopten werden aan verder onderzoek onderworpen. Dit vergde tijd. Tijd om de stof te laten bezinken, weer te toetsen en te herschrijven. Gelukkig stond ik niet alleen: ik bedank Willem voor de praktische hulp en ruimte om 'mijn ding' neer te zetten. Gerben dank ik voor het bijschaven van mijn Nederlands en zijn kritische aantekeningen als 'geïnteresseerde leek'. Ik dank alle cursisten die mij door hun nieuwsgierigheid iedere keer hebben aangezet verder na te denken over het 'hoe en waarom' van voetdiagnostiek en -massage. Verder wil ik hier noemen mijn vriendinnen en collega-voetreflexologen Wilma Keijzer, Vivienne Buytenweg en Adrie van Egmond. Hun aanhoudende enthousiasme, steun, opbouwende kritiek en bovenal hun liefde hebben mij steeds geholpen in mijn eigen groeiproces te blijven staan voor wie ik ben en wat mijn waarheid is. Tevens dank ik Gerrit ten Broeke voor het maken van de foto's.
Gelijktijdig met mijn eigen groeiproces groeide het boek. Van een reeks opgesomde feiten naar een praktische uitnodiging om als reflexoloog de voetmassage te onderbouwen met een gedegen diagnostiek. Het uiteindelijke resultaat heeft u nu in handen. De eerste

zes drukken van het boek zijn verschenen bij Uitgeverij Strengholt in Naarden. De zevende druk is verschenen bij Uitgeverij Fundament in Arnhem. Deze achtste druk is geheel herzien en wordt uitgegeven door Bohn Stafleu van Loghum. Inmiddels staat het boek al jaren op de literatuurlijst van alle voetreflexzoneopleidingen in Nederland en België, en legt het een goede basis voor het interpreteren van wat men ziet en voelt. Het pretendeert noch de enige waarheid te verkondigen noch volledig te zijn. Voor aanvullingen, andere ideeën en ervaringen sta ik open, zodat de voetdiagnostiek steeds doeltreffender gebruikt kan worden voor verdere groei en welbevinden van de cliënten.

Carine van den Berg

Inleiding

Dit boek is geschreven voor alle mensen die geïnteresseerd zijn in verdere professionalisering van de voetreflexzonemassage en voetdiagnostiek. Het kent inmiddels een achtste druk en is in de loop der tijd steeds aangevuld met nieuwe wetenswaardigheden die uit de diagnostiek naar voren zijn gekomen.

Dit boek is bedoeld als een handleiding. Het biedt een groot aantal stellingen gebaseerd op tekeningen, kleurschakeringen en gevoelsmatige waarnemingen van de voeten. Het nodigt u uit deze op hun werkzaamheid te toetsen. Dit kan leiden tot het vinden van úw unieke manier van diagnosticeren en, daarop voortbouwend, masseren. De bedoeling is u aan te zetten tot denken over waar u, als masseur, mee bezig bent. Het vraagt u om uit uw vaste denkpatroon te stappen en andere ideeën als bruikbaar te zien. Dit vraagt moed en (kritische) openheid. Om u daarin te steunen is het boek heel schematisch opgebouwd.

De filosofie en theorie komen in het eerste deel uitgebreid aan bod. In het tweede deel worden de verschillende organen en orgaansystemen beschreven. De overzichtelijke opbouw per orgaan bestaat uit anatomie, fysiologie, symboliek, plaatsbepaling, diagnostiek van het reflexgebied en massage. Dit zal het opnemen van de leerstof en het gebruik als naslagwerk vergemakkelijken.

In deel III zijn meerdere foto's van voeten opgenomen, zodat u uzelf kunt toetsen en enige praktijkervaring kunt opdoen.

Het boek sluit af met een dankwoord en literatuurlijst. Hierin worden niet alleen de door mij gebruikte naslagwerken genoemd; ook boeken die uw therapeutisch inzicht kunnen vergroten en daardoor de groei van u en uw cliënten kunnen bevorderen, heb ik achterin vermeld.

Ik wens u een leerzame en plezierige ontdekkingstocht van de voeten toe en ik hoop dat dit boek eraan zal bijdragen uw unieke, helende kwaliteiten verder tot ontwikkeling te brengen.

Deel I Filosofie en theorie

1 Het masseren

In dit hoofdstuk, verdeeld in negen paragrafen, komen allerlei wetenswaardigheden over masseren aan de orde. In paragraaf 1.1 'Filosofie van het masseren' worden uitgangspunten en doel verbonden. Welke overwegingen u maakt voor u aan een behandeling begint, vindt u in paragraaf 1.2 'Indicaties en contra-indicaties'. Paragraaf 1.3 helpt u een juiste benadering te kiezen van mensen met vage of duidelijk aanwijsbare klachten. Criteria voor behandeling van cliënten met acute of chronische klachten worden in paragraaf 1.4 behandeld. In de paragrafen 1.5 en 1.6, respectievelijk 'De kracht van de massage' en 'Behandelingsduur', staan aspecten die van invloed zijn op een succesvolle massagebehandeling. Argumenten voor en tegen het masseren met en zonder hulpmiddelen worden in paragraaf 1.7 beschreven. In paragraaf 1.8 'Het masseren van uw eigen voeten' staan punten over dit onderwerp die de aandacht verdienen. Tot slot wordt in de laatste paragraaf (1.9) de volgorde van de massagegrepen aangegeven.

1.1 Filosofie van het masseren

U kunt de voetreflexzonemassage toepassen als tijdelijk ontspannende methode. In een maatschappij vol haast en gejaagdheid is dit al zeer waardevol. Om dit te bereiken is een deelmassage voldoende. Hierbij masseert u beide voeten niet helemaal, maar maakt u een selectie uit de diverse gebieden. U masseert omdat u en degene die u masseert dat lekker vinden.

U kunt als masseur ook een stap verdergaan en u bezighouden met geneeskrachtige massage. Uw massage is dan gestoeld op diagnostisch inzicht. Uw doel is een genezende prikkel te geven. In deel II van dit boek wordt verder ingegaan op de diagnostiek.

De geneeskrachtige massage heeft als uitgangspunt eutonie. Dit is een evenwicht in de spanningsverdeling van het lichaam; er is geen sprake van atonie (ontspanning) of van hypertonie (overmatige spanning).

Als iemand zich in een lichamelijk ontspannen toestand bevindt, is het lichaam zwaar en zacht; het lichaam is op dat moment niet in staat om kracht en prestatie te leveren. In lichamelijk gespannen toestand is het lichaam licht en hard; het ketst eigenlijk alles af wat contact wil maken. Als het lichaam zich in eutonische toestand bevindt, is het in balans. Het lichaam is hard noch zacht, zwaar noch licht. Bovendien is het in staat indrukken te ontvangen en hierop te reageren. Kortom, er is een mogelijkheid tot contact maken en onderhouden, ofwel tot communiceren.

Om eutonie te bereiken heeft u een prikkel nodig waarmee u de hele mens beïnvloedt (lichamelijk en geestelijk). Dit krijg u door toepassing van een totaalbehandeling. Hierbij masseert u beide voeten helemaal. U masseert dan alle zones en geeft een eutonische prikkel naar alle weefsels en organen. De totale mens wordt in balans gebracht. Ontspanning, vermoeiende loomheid en slaperigheid zijn in principe een tegenreactie op de lichamelijke toestand zoals die bestond voor de massage, bijvoorbeeld gespannenheid en verkramping. Het geneeskrachtige effect zit in de overgang van de ontspannende fase naar de eutonische fase. Een goede massage brengt zowel masseur als cliënt in eutonische toestand. Deze balans ontstaat door een gelijkwaardige uitwisseling. Beiden geven en ontvangen. Dat vraagt openheid, onbevangenheid, onbevooroordeeldheid en wezenlijke betrokkenheid.

Vanuit het hart scheppen beiden de opening voor herstel van de balans, waardoor de weg naar geestelijk en lichamelijk welbevinden openligt.

1.2 Indicaties en contra-indicaties

Een indicatie is een aanwijzing welke behandeling kan worden toegepast ter genezing. Vrij vertaald kunt u een indicatie zien als een reden om iemand te gaan behandelen, in dit geval met voetreflexzonemassage. In dit boek zult u geen lijst van klachten met de daarbij te behandelen zones aantreffen. Dat zou immers lijnrecht staan tegenover de filosofie om van de totale mens uit te gaan. Ook bij ziekte gaat u uit van de totaliteit en brengt u geen scheidslijn aan tussen allerlei klachten en daaruit voortvloeiende behandelingen. Bij een geneeskrachtige massage behandelt u beide voeten helemaal en geeft hierdoor een mogelijkheid tot genezing op zowel geestelijk als lichamelijk gebied.

Een contra-indicatie is een situatie waarin u beter niet (verder) kunt masseren. Wanneer de cliënt tijdens de massage hinder, pijn of andere ongemakken ondervindt, die niet verdwijnen zodra u de massage onderbreekt, geldt dit als een contra-indicatie. Verdwijnen de klachten echter zodra de massage stopt, dan is deze massage heilzaam. Het losmaken van de genezende kracht gaat bij deze cliënt met pijn gepaard. Deze schijnbare verergering van de klachten komt meestal alleen voor aan het begin van de behandeling en duurt niet lang. U kunt deze 'beginsverergering' enigszins ondervangen door de duur en kracht van uw massage aan te passen. Daardoor krijgt het lichaam de kans de losgemaakte stoffen in zijn eigen tempo te verwerken en af te voeren.

Het kan ook voorkomen dat de cliënt zich eigenlijk te moe voelt of helemaal geen zin heeft om gemasseerd te worden, maar uit beleefdheid de afspraak nakomt. Voor mij zijn dit redenen om te besluiten de massage niet uit te voeren. Er is dan immers geen sprake van een open uitwisseling. Door goede communicatie kunt u ervoor zorgen dat uw inspanningen bij de cliënt overkomen.

Als u zichzelf niet lekker, fit of open voelt, kunt u óók besluiten niet te behandelen. U doet er beter aan de massage te verzetten naar een ander tijdstip dan uzelf (meer) uit te putten.

Er zijn ook situaties waarbij een contra-indicatie duidelijker is. Als absolute contra-indicaties gelden:
- plaatselijk ontstoken gewrichten, pezen, spieren en dergelijke. Deze mag u uit medisch oogpunt nooit masseren. (bovendien zou dit voor de cliënt zeer pijnlijk zijn, hetgeen op zich al een contra-indicatie is);
- plaatselijke huidafwijkingen, bijvoorbeeld eczeem, wijnvlekken, spataderen, wratten en likdoorns mag u niet direct masseren. Het is wel mogelijk het omliggende gebied te behandelen.

Als laatste noemen we situaties die om een duidelijke afweging van de masseur vragen. Afhankelijk van uw inzicht en ervaring als masseur besluit u al dan niet tot het behandelen van:
- iemand die lijdt aan een 'besmettelijke' ziekte;
- iemand die een ziektebeeld met koorts vertoont;

- iemand die lijdt aan goed- of kwaadaardige gezwellen, al dan niet met uitzaaiingen.

Ik zal deze drie situaties nader toelichten.
Allereerst iemand die aan een 'besmettelijke' ziekte lijdt. Vanuit de natuurgeneeskunde gezien bestaan er geen besmettelijke ziekten. Een besmettelijke ziekte verspreidt zich doorgaans via organismen als bacteriën, schimmels of virussen. Deze ziektekiemen vindt u overal om u heen: in de lucht, in het water, op de grond, op uw huid enzovoort. U ontkomt niet aan het contact met deze organismen. Als het lichaam over een goed functionerend afweersysteem beschikt, zult u niet vatbaar zijn voor welk virus dan ook. Een voorbeeld hiervan: in een schoolklas van vijfentwintig kinderen, zijn veertien kinderen geveld door een griepvirus. De overige elf kinderen komen zonder uitzondering in contact met hetzelfde griepvirus, maar lijden hier verder niet onder. De enige verklaring is dat deze elf kinderen niet vatbaar zijn voor de uitwerking van het griepvirus, omdat hun afweersysteem bestand is tegen de werking van de ziektekiemen. Bacteriën, virussen en dergelijke zijn dus geen ziekteverwekkers, hooguit ziektekiemen. Of deze kiemen de kans krijgen zich binnen een organisme te ontwikkelen, hangt onder andere af van de weerstand van het individu.

Er bestaat dus alleen een mens die al dan niet over voldoende afweerkrachten beschikt. Een praktisch probleem hierbij is echter, dat u niet van tevoren kunt zeggen of de afweerkrachten voldoende zullen zijn om na blootstelling aan bepaalde ziektekiemen het lichaam gezond te houden. Zeker bij zeer agressieve ziektekiemen als het hiv-virus[1] (dat overigens niet wordt overgedragen door voetmassage!), zijn de kansen groot dat de ziektekiemen een schadelijke werking in uw lichaam zullen hebben.

Als u verkiest om iemand die lijdt aan een 'besmettelijke' ziekte te masseren, stelt u zichzelf bloot aan een bepaald risico. Hoe groot dit risico is, is moeilijk in te schatten. U kunt in ieder geval nagaan wat uw overtuiging is over de ziektekiemen die de cliënt bij zich draagt. Merkt u angst of een negatieve overtuiging bij uzelf, dan doet u er beter aan niet te masseren. Door dergelijke overtuigingen bent u so-

---

[1] Een cliënt die besmet is met het hiv-virus, kunt u als de voethuid heel is, zonder risico masseren. De milde, effectieve inwerking van de massage zal het afweersysteem namelijk direct ondersteunen. Dit nog afgezien van de weldadige uitwerking.

wieso al uit evenwicht en is de kans op ziek worden ten gevolge van het in aanraking komen met de ziektekiemen veel groter. De cliënt met een 'besmettelijke' ziekte loopt bij een massage geen risico. Als masseur en cliënt tijdens de massage steeds hun ervaringen uitwisselen en het masseren door beiden als aangenaam wordt ervaren, is er geen reden om niet te masseren.

Ten tweede iets over de behandeling van iemand die aan een ziektebeeld met koorts lijdt. Een ziek mens met koorts mag u wel behandelen, tenzij de zieke uitgeput is. Met voetreflexzonemassage kunt u het lichaam ondersteunen. U doet er goed aan te beginnen met een korte, ontspannende massage. Pas als u een goede reactie gekregen heeft, laat u de volgende behandeling langer duren en past u meer verschillende massagehandelingen toe.

Een goede reactie is een reactie die de genezing inleidt. Goede reacties zijn: slapen of versnelde uitscheidingsprocessen. Voorbeelden van deze laatste zijn: (stinkende en/of bijtende) transpiratie, (bijtende) tranen, een emotionele ontlading, (meer en/of stinkende) urine, (meer en/of stinkende) ontlasting en kortstondige ongecontroleerde trillingen of trekkingen van de spieren. Deze trillingen zijn het van binnenuit loslaten van spanning. De reacties tonen dat de cliënt in een verwerkingsproces terechtgekomen is. Verwerken kost tijd en energie. Bouw de massage dus rustig en bedachtzaam op en houdt ook nu weer goed contact met de cliënt, zodat u de reactie op de behandeling zo nauwkeurig mogelijk kunt inschatten.

Het is ook mogelijk dat u een of meerdere uitputtingsreacties constateert. Dan is het beter niet (verder) te masseren. Het lichaam kan de aangeboden prikkel niet ter genezing aanwenden, waarschijnlijk door krachteloosheid. In ieder geval zijn deze reacties serieus te nemen en moet u de tijd in acht nemen die het lichaam nodig heeft om zich te herstellen. Voorbeelden van uitputtingsreacties zijn: langdurig aanhoudende, ongecontroleerde trillingen of trekkingen van de spieren, gevoel van onoverkomelijke moeheid, het verschijnen van nieuwe ziekteverschijnselen die zich bij de vitale organen manifesteren en het 'letterlijk' geestelijk niet meer aankunnen. Dus ook bij iemand met koorts dient u voorzichtigheid te betrachten. Dit keer voornamelijk in het belang van het welzijn van de cliënt.

Ten derde een uitleg over het al dan niet behandelen van iemand met goed- of kwaadaardige gezwellen en eventuele uitzaaiingen. Uitgaande van de stelling dat een zorgvuldig gegeven voetmassage het lichaam in een eutonische toestand brengt, is er geen reden om iemand deze massage te onthouden. Van belang is dat u zich beperkt tot de reflexzonemassage en de behandeling stopt zodra de cliënt zich onprettig gaat voelen. Zorg ervoor dat de behandeling niet te lang duurt. Liever tweemaal per week een korte behandeling dan bijvoorbeeld één keer per week een lange (en al snel te intensieve) behandeling.

Voetreflexzonemassage kan verlichting geven bij pijnprocessen en zorgt ervoor dat de cliënt zich prettiger voelt. Of er meer resultaat behaald kan worden, is niet voorspelbaar en niet iets waar u van uit kunt gaan. U doet er goed aan de voetreflexologie te zien als een helende methode naast de geneeskrachtige behandelingen door andere medisch geschoolde personen.

1.3 Vage en duidelijk aanwijsbare klachten

Als voetreflexzonetherapeut heeft u meestal te maken met cliënten die klachten hebben. De aard van de klachten kan zeer uiteenlopen. Veel cliënten hebben last van vage klachten, zoals vermoeidheid, lusteloosheid, algemeen onwel voelen, gejaagdheid enzovoort. Voor de academisch geschoolde medici vormt de behandeling van deze mensen vaak een probleem, omdat er zelden een concrete oorzaak gevonden wordt die als uitgangspunt voor de behandeling kan dienen. De meeste klachten worden afgedaan met 'psychisch' of 'stress'. Hier wordt u als cliënt niet veel wijzer van. Mensen die hinder ondervinden van vage klachten voelen zich vaak onbegrepen, niet serieus genomen en afgescheept. De klachten verhinderen dat dagelijkse bezigheden met plezier verricht worden en verdienen dan ook alle aandacht. Een voetreflexzonetherapeut hoeft in wezen geen onderscheid te maken tussen vage en duidelijk aanwijsbare klachten, omdat hij uitgaat van de zieke mens in zijn geheel. Bij een ziek mens past u een totaalbehandeling toe, waardoor de totale mens in een beter, gezonder evenwicht wordt gebracht.

Uiteraard dient u rekening te houden met de aard van de klacht, zeker als er sprake is van de aantasting van een vitaal orgaan. Cliënten met functionele storingen in de vitale organen kunt u een deel- of een totaalmassage geven, ter ondersteuning van de behandeling van een arts of specialist. Naast de genezende prikkel zullen de rust en eutonie ervoor zorgen dat de cliënt zich prettiger voelt, en dat is minstens zo belangrijk. (In paragraaf 1.2 'Indicaties en contra-indicaties' vindt u aanvullende informatie.)

Vage en duidelijk aanwijsbare klachten vragen beide om een totaalbehandeling en verdienen evenveel tijd. Eventueel kunt u de massage uitbreiden. Er zijn daarvoor twee redenen.

De eerste is dat u als therapeut op de voet enkele reflexgebieden aantreft die niet 'gezond' aanvoelen of er niet 'gezond' uitzien. U kunt dan besluiten deze minder gezonde reflexzones na de totaalbehandeling nogmaals te masseren. Deze massage is evenwel minder lang en minder intensief. Voorzichtigheid is geboden om te vermijden dat uw goede intentie strandt in een hypertonische reactie (afweerreactie, verharding) in plaats van een eutonische reactie. U heeft dus inzicht en ervaring nodig om de reactie te kunnen inschatten. De wet van Arndt en Schulz zou u hierbij in uw achterhoofd kunnen houden. Deze luidt als volgt: 'Het opwekken van de individuele geneeskracht dient men te bereiken met een zo klein mogelijke prikkel.'

Dr. Arndt en dr. Schulz zijn tot deze wet gekomen, toen ze ontdekten dat de levensfuncties opgewekt worden door zwakke prikkels, gestimuleerd worden door middelmatige prikkels en geremd worden door sterke prikkels. Vertaalt u dit naar het masseren, dan kunt u stellen dat het zachte masseren van de voet opwekkend zal werken, het stevig masseren stimulerend zal werken en het hard masseren blokkerend zal uitwerken op lichaam en geest. In de laatste situatie schiet u dus ongewild uw doel voorbij. Let wel op: wat voor de één een zwakke prikkel is, kan voor de ander een sterke prikkel zijn. Afstemming met de cliënt blijft dus belangrijk.

De tweede reden om te besluiten tot een extra behandeling van bepaalde zones is een meer symptomatische benadering. U gaat dan uit van de lichaamsgebieden waar de klachten zich voordoen. Bijvoorbeeld bij een cliënt met hoofdpijn behandelt u de reflexgebieden van het hoofd nogmaals. Dit is minder logisch dan het in eerste instantie lijkt. Veel klachten zijn immers het gevolg van een verstoring elders in het lichaam. Meestal is er zelfs sprake van meerdere onderliggende verstoringen. U gaat dus als masseur de mist in op het moment dat u het 'zieke' gebied accentueert, zonder de onderliggende oorzaak hierin te betrekken.

De onderliggende oorzaak kunt u meestal herleiden uit de diagnostische gegevens die de voeten bieden. Bij acute klachten is dit moeilijker. U heeft immers te maken met reflexen en de snelheid waarmee een reflex zich uit in verandering van het voetweefsel kan zeer verschillend zijn. Om één orgaan of orgaankring[2] (laat staan meerdere) als oorzaak aan te wijzen vergt in acute situaties veel kennis en ervaring. Een goede anamnese[3] is daarom onontbeerlijk.

De symptomatische benadering is noch bij acute, noch bij chronische klachten aan te bevelen. De effecten van uw behandeling zijn moeilijk in te schatten en de kans op overprikkeling is groot.

1.4 Het masseren van mensen met acute of chronische klachten

Anders dan in de reguliere geneeskunde beweerd wordt, kunt u cliënten met acute klachten in principe op dezelfde manier behandelen als mensen met chronische klachten. Niet het symptoom staat voorop, maar de zieke mens die tijd en rust nodig heeft om te genezen. Door overmatige druk op het aangedane gebied – zowel qua tijdsduur als qua kracht – wordt het effect niet beter. Soms verdwijnen de klachten zeer snel, maar steken ze na enkele dagen of weken de kop weer op, hetzij in hetzelfde lichaamsgebied, hetzij in een soortgelijk gebied (bijvoorbeeld een ander slijmvlies). De symptomatische benadering is af te raden.

1.5 De kracht van de massage

De kracht waarmee de massage wordt uitgevoerd, kan zeer verschillend zijn. In bijna ieder boek over voetreflexzonemassage vindt u een hoofdstuk gewijd aan dit onderwerp. Hier blijkt dan te gelden: 'Zoveel auteurs, zoveel regels.' Een nadeel van het opstellen van regels is, dat u als masseur niet volledig in staat gesteld wordt op uw eigen manier te leren aan- en invoelen. Dit is een onmisbaar proces om u te kunnen openstellen voor de mens tegenover u. Alleen vanuit deze houding is het mogelijk niet te vervallen in een generaliserende massagetechniek. U kunt blijven openstaan voor datgene wat de cliënt als individu per moment naar voren brengt en u kunt hier direct op inspelen. Slechts door oefening en de hieruit voortvloeiende bekwaamheid in het invoelen, kunt u uitgroeien tot een kundig masseur. Belangrijke informatie krijgt u door de cliënt regelmatig te vragen of hij het masseren als prettig ervaart. U kunt zo controleren of uw in-

---

2 Een orgaankring bestaat uit een aantal samenwerkende organen, zoals blaas en nieren die tevens verbonden zijn met een specifiek gedeelte van de huid, een aantal spieren en bloedvaten en een ontspringende zenuw.
3 Zie paragraaf 1.6.

tentie ook daadwerkelijk overkomt en zo nodig uw benaderingswijze, kracht en dergelijke bijsturen. Als uw intentie overgekomen is, brengt u bij de cliënt een prettig ontspannen gevoel naar boven. Dit vertaalt zich in een later stadium in eutonie.

Het gebruik van te weinig kracht zal geen schadelijke gevolgen hebben. De behandeling zal alleen weinig tot geen effect hebben, meestal alleen een kortstondige ontspanning. Daarbij kan te zacht masseren ervaren worden als gekriebel en dat is op zich natuurlijk minder prettig.

Masseren met te weinig kracht komt echter beduidend minder voor dan masseren met te veel kracht. Hiervan ondervindt de cliënt wél schadelijke gevolgen, namelijk irritatie of pijn aan de voeten. Door de pijnsensaties ontstaan verkramping en gespannenheid. Deze onaangename gewaarwordingen vinden vaak niet alleen op de voet, maar ook elders in het lichaam plaats. Ga maar bij uzelf na. Hoe reageert uw lichaam op een onprettige prikkel op uw voet? U trekt uw schouders naar elkaar toe, u houdt uw adem in, u spant uw nekspieren. U kromt uw lichaam alsof het een volgende 'aanval' moet pareren. Het lichaam beschermt u als het ware voor de binnendringende prikkel. Uw lichaam komt in een hypertonische (gespannen) in plaats van in de gewenste eutonische toestand (in balans zijnde) toestand. Een goede instelling is dat u de cliënt door massage een mogelijkheid om te genezen aanbiedt. Er hoeft niets bewezen te worden. Er valt niets 'er even door te drukken'. Er hoeft niemand veranderd te worden. Juist als u vanuit uw integriteit de ander rust, vertrouwen en tijd geeft, zal er ruimte ontstaan om lichamelijk en geestelijk een nieuwe, genezende balans te ontdekken en te ervaren.

Slechts door invoelen en controleren bij de cliënt kunt u aanleren hoeveel kracht u bij de massage van een bepaald reflexzonegebied moet aanwenden. Een aangename uitwisseling blijft vooropstaan. In een werkelijke uitwisseling ontstaat er bij beiden een nieuw, intens gevoel. Er is sprake van een transformatie. In het contact tussen twee mensen ontstaat iets extra's. Dit gebeurt op een subtiel, vaak onbewust niveau. Door contact te houden met uw eigen gevoel, kunt u die verandering bewust merken. Masseren is dan niet alleen geven maar ook heel tastbaar ontvangen, waardoor bij uzelf ook een eutonische balans ontstaat. Dat betekent dat u zich na de massage heel zacht, warm en voldaan voelt. U bent 'vanbinnen' tevreden.

Er zit dus een duidelijk verschil tussen technisch goed kunnen masseren en met uw hart ook een mens willen ontmoeten. Als u alleen technisch goed masseert, is het moeilijker om de juiste kracht, snelheid en dergelijke in te schatten, omdat u minder goed kunt aanvoelen. Er bestaat een grotere kans op een te intensieve massage, waardoor u uiteindelijk noch de cliënt, noch uzelf helpt. Door te masseren met uw hart open (met uw gevoel) zult u uw massage beter kunnen afstemmen op de ander en ook zelf meer rendement uit de massage weten te halen.

1.6 Behandelingsduur

De tijd die u voor een massage uittrekt, is afhankelijk van het aantal klachten dat iemand heeft, de conditie en de gevoeligheid van de cliënt en uw intentie. Voor een totaalbehandeling kunt u rekenen op één tot anderhalf uur. In deze tijd worden tenen, voetranden, voetzolen, bovenzijden van de voeten, hielen en enkelgewrichten gemasseerd. Doel is het eutonische effect te bereiken.
Natuurlijk is het ook mogelijk slechts een deel van de voeten te masseren. Deze deelmassage wordt vooral toegepast als een vrij gemakkelijk uitvoerbare, snelle manier om een cliënt te laten ontspannen.
De eerste keer dat een cliënt bij u komt, doet u er goed aan een anamnese af te nemen. In dit vraaggesprek informeert u naar de aard, de duur, de intensiteit en de behandelingswijze van de klacht(en) tot nu toe. Andere en/of begeleidende klachten, medicijngebruik en eventueel ook de familieziekten zijn punten die aandacht verdienen. Doel daarvan is dat u over een redelijke hoeveelheid achtergrondinformatie beschikt. Na de anamnese kunt u via de voeten een diagnose gaan stellen. Als dat grondig gebeurd is, kunt u beginnen met masseren. Voor de eerste massage raden we dertig seconden tot twee minuten per gebied aan. Dit lijkt vrij kort, maar is voldoende. Vóór u met de tweede behandeling begint, laat u de cliënt zijn ervaringen en reacties uitgebreid vertellen. Door dit verslag krijgt u inzicht in de effecten van uw massage op die persoon.
Zones die na de eerste, korte behandeling bijvoorbeeld pijnlijk waren, kunt u beter pas langduriger behandelen als de pijn achterwege blijft. Als er geen onprettige reactie op de eerste behandeling is gekomen, kunt u een zone langer behandelen. Twee tot vijf minuten met volle aandacht en geconcentreerd werken op een zone is voldoende om het lichaam van de ontspanningsfase in de eutonische fase te brengen.
Mensen met acute klachten kunt u het beste één keer per dag behan-

delen. Een ziek lichaam zal zijn krachten inzetten om te kunnen genezen. Meestal gaat dit met een bepaalde heftigheid gepaard, bijvoorbeeld koorts. Ook in een acuut ziekteproces heeft het lichaam tijd nodig om zich te kunnen herstellen. Een rustige massage kan ondersteunend werken op het genezend vermogen van het lichaam. Houd ook hier de wet van Arndt en Schulz (zie paragraaf 1.3) in uw achterhoofd.

Mensen met chronische klachten kunt u het beste één of twee keer per week behandelen en wel zolang de massage als prettig en helend ervaren wordt. De stoffen die door de massage uit de weefsels vrijkomen, kunnen uitgescheiden worden en het lichaam kan rustig wennen aan een nieuwe, gezonde balans. Door te vaak en te intensief te behandelen loopt u het risico dat het lichaam de losgekomen stoffen (en de losgekomen emoties) niet direct kan verwerken, waardoor het genezingsproces eerder geremd dan versneld wordt. Ook hier geldt: heb respect voor de tijd die het lichaam (en de geest) nodig heeft om zich aan een andere belevingsvorm aan te passen.

De combinatie van invoelingsvermogen en het bij de cliënt informeren naar het effect van de voorgaande massagebehandeling verschaffen u informatie over de benodigde duur en intensiteit van de behandeling per zone.

Het is tevens raadzaam een behandelingsperiode met de cliënt af te spreken, bijvoorbeeld vijf tot acht weken achter elkaar. Deze termijn stelt u vast om uw behandelingen op te kunnen bouwen en te laten uitwerken. Zowel de masseur als cliënt weet dan waar hij aan toe is. Na deze periode kunt u in overleg de frequentie en termijn van de behandelingen opnieuw vastleggen.

1.7 Masseren met en zonder hulpmiddelen

Het masseren van de voeten doet u meestal met uw handen, maar het is ook mogelijk hiervoor hulpmiddelen te gebruiken.

Een van de manieren om de voeten te masseren is door over een oneffen bodem te lopen. Hierdoor krijgen allerlei plaatsen op de voetzool te maken met een prikkel die u normaal zou vermijden. Met schoenen aan zet u uw voeten altijd op een bepaalde manier neer. Bekijk de onderkant van uw schoen maar eens. U ziet dan dat de ene plaats veel verder afgesleten is dan de andere. Als u een afwasteil met kiezelstenen vult en hier enige tijd per dag in 'loopt', kunt u vrij eenvoudig het effect van een oneffen bodem bereiken. Door de voeten steeds een klein stukje te verplaatsen of de druk op een andere plaats uit te oefenen, masseert u beide voetzolen. Het blijft echter een deelmassage. De enkel, buitenranden en bovenzijde van de voet worden immers niet behandeld. Hetzelfde nadeel geldt voor kurkrollers, massagematten en massageslippers.

Het is belangrijk om uw voeten rustig aan een nieuw aanrakingsvlak te laten wennen. Beter meerdere malen per dag een rustige behandeling dan één keer per dag een pijnlijke ervaring. Ook hier geldt dat de stimulerende prikkel een eutonisch karakter moet kunnen krijgen. Dit betekent concreet dat uw voeten na de massage niet beurs of pijnlijk mogen aanvoelen. U mag best voelen dat u nog niet aan de prikkel gewend bent, maar u schiet uw doel voorbij door uzelf te pijnigen. Wees aardig voor uw lichaam en gun het de tijd om aan een nieuw, beter evenwicht te wennen!

Naast bovengenoemde hulpmiddelen zijn er ook instrumenten die het masseren met uw handen kunnen verlichten. Zelf zijn we hier geen voorstander van, omdat het u de mogelijkheid ontneemt uw handen en vingers te trainen in het aan- en invoelen van de mens tegenover u. Wilt u toch gebruikmaken van hulpmiddelen, dan zou u voor een zachte massage van een klein gebied een vlakgommetje aan de achterzijde van een potlood kunnen gebruiken. Voor een stevige massage van een klein gebied kunt u het afgeronde uiteinde van een pollepel nemen. Een middelgrote en grote zone kunt u bewerken met een houten stamper (van een vijzel). Een houten voorwerp is te prefereren boven één van steen, metaal of plastic, want deze materialen voelen minder prettig aan en komen minder snel op een aangename temperatuur.

1.8 Het masseren van uw eigen voeten

Ter afsluiting van dit hoofdstuk nog enkele opmerkingen over het masseren van uw eigen voeten. Er is nu geen sprake van uitwisseling tussen masseur en cliënt. De behandeling heeft hierdoor een ander uitgangspunt en een ander effect. Dit houdt niet in dat zelfmassage minder goed zou zijn, het is gewoon anders.

Een belangrijk punt vormt de beginhouding. De massage verloopt alleen dan goed, wanneer u een aangename krampvrije houding aanneemt. U kunt daarbij denken aan:
- halve lotushouding: rechtervoet rustend op linkerdijbeen en vervolgens linkervoet rustend op rechterdijbeen;

- liggend op uw rug: been optrekken en beurtelings rechts en links de onder- en bovenzijde van de voet behandelen. Daarna liggend op uw zij met opgetrokken been beurtelings uw rechter- en linkerhiel masseren;
- in een voetbad: neem plaats op een lage zitting (ongeveer 35 centimeter van de grond). Plaats uw voeten in een warm voetbad. Door voorover te gaan hangen tussen uw gespreide knieën, kunt u beurtelings uw voeten masseren.

1.9 Volgorde massagegrepen

1 Het hypofysegebied zachtjes circulair masseren.
2 Uitwrijven van de tenen: met de ene hand de teen fixeren (vastzetten zodat hij niet kan buigen), met de andere hand de teen van boven naar beneden uitstrijken.
NB: alle massagehandelingen in de richting van het hart uitvoeren; alle energetische bewegingen in tegengestelde richting.
3 Uitknijpen van de tenen: met de vingers van één hand een soort grijpertje vormen. Dit grijpertje van boven naar beneden de teen laten uitknijpen. Vanaf de grote teen naar de kleine teen.
4 Tenen ronddraaien: de teen onder aan de basis vastpakken en rustig rechts- en linksom draaien. Vanaf de grote teen naar de kleine teen.
5 Alle tenen tegelijk ronddraaien: met de ene hand de tenen spreiden, met de andere hand de vingers tussen de tenen plaatsen. Met de hele hand rustig rechts- en linksom draaien. Hierna van hand wisselen en dezelfde handelingen uitvoeren.
NB: is het niet mogelijk de vingers tussen de tenen te plaatsen, dan niets forceren en alle tenen tegelijk ronddraaien door de hand er bovenop te leggen.
6 De vliesjes tussen de tenen uitknijpen.
7 Onderzijde van de teentoppen circulair masseren. Vanaf de tweede teen naar buiten.
8 De wervelkolomreflex aftasten op het verloop (vanaf de grote teen over de binnenzijde van de voet naar de hiel), vervolgens de vinger steeds verplaatsen en per deel circulair masseren. Dit enkele malen herhalen en uiteindelijk afsluiten met het uitstrijken van het totale gebied.

9   De buitenrand van de voet eerst aftasten vanaf de kleine teen naar de hiel. De vingers steeds verplaatsen en schuin tegen de botrand masseren. Afsluiten met uitstrijken van het totale gebied.
10 Een 'hefvork' maken met de linkerhand bij massage van de rechtervoet (rechterhand bij de linkervoet). Met de andere hand een kommetje vormen en deze hand aan de onderzijde van de voet, net achter de hiel plaatsen. De hiel krachtig masseren, waarbij de vingers beurtelings naar de binnen- en buitenzijde van de hiel komen. Op het hielbeen blijven en niet naar de achillespees uitwijken.
11 Het 'gootje' boven de achillespees met twee vingers links en rechts uitstrijken, van de hiel af de kuit in. De hiel rust hierbij op het bovenbeen van de masseur.
12 In tegengestelde richting de vingers zachtjes door het gootje laten glijden tot ze 'vastlopen' in een kuiltje voor de enkel (aan beide zijden). In de diepte liggen de reflexpunten van de eierstokken. Zorg dat uw vingers haaks op de huid staan en masseer rustig circulair de diepte in. Daarna trek u uw vingers onder de enkel door naar de bovenkant van de voet waar u, in het midden van de overgang tussen been en voet, de massage circulair afsluit. Van daaruit laat u uw vingers in een vloeiende beweging doorglijden naar de gootjes boven de achillespees, zodat u de beweging direct kunt herhalen.
13 De vlezige gedeelten tussen de pezen boven op de voet vanaf de tenen naar de wreef zachtjes circulair masseren. Tussen de grote en de tweede teen beginnen en zo steeds verder naar buiten werken. Als laatste de twee grote lymfegebieden aan de buitenzijde van de voet. Allereerst naast het laatste gootje richting enkel (Plaques van Peyer). Vanaf dit gebied over de buitenzijde van de enkel (liesklieren).
14 Het schildklierreflexgebied onder de grote teen vanaf de grens rustig circulair masseren, daarna uitstrijken in de richting van de wervelkolom.
15 De schoudergordel vanaf de tweede naar de kleine teen circulair masseren (mag krachtig gebeuren). Daarna uitstrijken (in dezelfde richting).
16 Het longgebied onder de schoudergordel ook naar de buitenrand masseren. Strooksgewijs, beginnend onder de tweede teen, steeds een zone lager masseren. Eerst circulair, daarna uitstrijken. Ook het longgebied verdraagt een krachtige massage.

17 Het hartgebied onder de schildklierreflex zachtjes vibrerend masseren. Strooksgewijs naar de binnenrand. Als dit goed verdragen wordt, een rustige, circulerende massage laten volgen (anders vervalt deze handeling). Afsluiten met uitstrijkingen.

18 Het reflexgebied van de maag (onder die van het hart) behoedzaam strooksgewijs, circulair masseren. Indien er geen bezwaren volgen, mogen de kracht en de lengte van de massage bij de volgende keren steeds iets toenemen. Afsluiten met uitstrijkingen.

19 Na het maagreflexgebied de gebieden van de dunne en dikke darm masseren. Vanaf de bovenrand van het dunnedarmreflexgebied zachtjes circulair masseren naar de binnenkant van de voet. Strooksgewijs het hele gebied enige keren op deze manier behandelen. Ten slotte volgen weer de uitstrijkingen. Eerst het verloop van het dikkedarmreflexgebied aftasten (linker- en rechtervoet verschillen!), daarna behoedzaam circulair masseren en uiteindelijk afsluiten met uitstrijkingen.

20 Na de orgaankring van maag, dunne darm en dikke darm een andere orgaankring onder handen nemen, namelijk die van de lever en galblaas. Het galblaasgebied ligt onder het longgebied naast de leverreflex. Die kunt u vinden door met uw vinger in een hoek van 45 graden aftastend de diepte in te gaan. Rustig circulair masseren, waarbij u de druk zo mogelijk laat toenemen. De lever enkele malen strooksgewijs, circulair naar de buitenrand masseren en uiteindelijk uitstrijken.

21 De laatste orgaankring wordt gevormd door nier, urineweg en blaas. Beginnen met een massage van de nierreflex. In het midden van het midden met één vinger in een hoek van 45 graden rustig circulair in de diepte masseren. Let op dat de voetboog ontspannen is, anders kan dit zeer pijnlijk zijn. Vanaf de nier de urineweg circulair en uitstrijkend masseren, waardoor u vanzelf bij de blaasreflex komt. Deze knijpt u in eerst instantie stevig uit. Dan een rustige circulaire massage en afsluiten met uitstrijkingen in de richting van de wervelkolom. Vanaf de blaas langs de onderlijn van de hiel naar de achterzijde circulair masseren, daarna uitstrijken.

22 De onderzijde van de hiel masseert u circulair, waarbij u redelijk veel druk kunt gebruiken. Let wel op dat u uw vinger steeds op-

nieuw neerzet, zodat u goed kunt waarnemen wat u voelt. De hiel masseren in de vorm van een spiraal en deze verschillende malen groter en kleiner laten worden. Uitstrijken in de richting van de wervelkolomreflex.

23 De baarmoederreflex aan de binnenzijde van het hielbeen, meestal zichtbaar als een kuiltje, rustig, circulair masseren.

24 Nu bent u toe aan de afsluitende handelingen. Als eerste 'wrikt' u de voet los. U zet hierbij uw ene hand in het gootje tussen de grote en de tweede teen. Uw andere hand plaatst u in het gootje ernaast. Uw handen nu tegengesteld aan elkaar naar boven en beneden bewegen en zo de voet loswerken. Als u dit enkele keren heeft gedaan, schuift u uw handen een gootje op in de richting van de buitenrand en herhaalt u de eerder beschreven handelwijze. Ook bij de laatste twee gootjes de handelingen herhalen.

25 De duimen aan de onderzijde en de vingers aan de bovenzijde bij elkaar plaatsen. De voorvoet als het ware om de duimen heen buigen en met de vingers de gespreide voet masseren naar de binnen- en buitenrand. Vanaf de tenen de handen steeds meer in de richting van de wreef verplaatsen.

26 De handen plaatsen als onder punt 25. Nu de voet echter naar boven buigen en met de duimen masseren. Ook van tenen naar wreef toewerken.

27 De voet tussen twee handen losrollen. Handen aan de buitenranden plaatsen en de voet met een rollende beweging masseren. Van tenen tot hiel.

28 Met iedere hand een voet vastpakken, waarbij de duimen op de plexus-solarisreflex worden gelegd (onder de long-, tussen de lever- en maagreflex). In alle rust en met liefde dit punt enige tijd vasthouden.

29 Ten slotte de voeten om beurten afstrijken vanaf de knie tot voorbij de tenen. De handen en vingers losjes over de huid laten glijden. Deze energetische beweging loopt dus van het hart af.
NB: een variant op deze beweging is de afstrijkende beweging vlak na de tenen te stoppen en de voeten nog enige tijd vast te houden. De keuze is daarbij aan de masseur.

2 De theorie achter de voetreflexologie

Om de werking van de voetreflexzonemassage te verklaren, kunt u twee invalshoeken gebruiken:
1 de theorie van dr. Fitzgerald;
2 de theorie vanuit de meridiaanleer en de daarbij behorende acupunctuurpunten.

Het is belangrijk dat u zich deze twee theorieën in eerste instantie afzonderlijk eigen maakt, zodat u goed begrijpt wat deze op zich inhouden. Daarna kunt u zich aan een vergelijking wagen, zodat de overeenkomsten en verschillen u duidelijk voor de geest komen te staan.
Pas als u zich de leerstof eigen heeft gemaakt, kunt u beide theorieën in de praktijk combineren zonder de controle over de behandeling te verliezen. U weet waar u mee bezig bent.
Tezamen bieden deze theorieën voldoende informatie voor het stellen van een goede diagnose. Dit is immers het fundament van uw handelingen.

2.1 De theorie van dr. Fitzgerald

Dr. Fitzgerald was een Amerikaanse arts die zijn leven gewijd heeft aan wetenschappelijk onderzoek op het gebied van de voetreflexzonemassage. Na vele jaren studie kwam hij tot de conclusie dat je het lichaam kunt verdelen in tien verticale zones. U vindt rechts vijf zones en links vijf zones. De oorsprong van deze zones is gelegen in de handen of de voeten. Het eindpunt vindt u in het hoofd. De Fitzgerald-theorie is gebaseerd op de stelling dat door directe invloed uit te oefenen op de zenuwuiteinden in handen of voeten, alle weefsels en organen die met deze zenuwuiteinden in verbinding staan, beïnvloed worden.

Simpel gezegd vindt u een verkleinde lichaamsversie weerspiegeld op de handen en voeten. Deze verkleinde weerspiegeling is op precies dezelfde manier opgebouwd als de originele versie. Dit maakt de theorie van de voetreflexologie voor het diagnosticeren en masseren duidelijk herkenbaar en begrijpelijk.

Kent u de opbouw van het lichaam, dan kent u ook de opbouw van de weerspiegeling ervan, ook wel reflex genoemd. Als voorbeeld nemen we een belangrijk orgaan: de lever. De lever ligt in uw lichaam rechts onder de ribbenboog net uit het midden naar de zijkant toe. Wilt u de reflexzone van de lever op de voet vinden, dan is het noodzakelijk te weten in welke zone de lever in het lichaam ligt. U verdeelt het lichaam schematisch in tien verticaal gelegen zones. De lever bevindt zich dan in de tweede, derde, vierde en vijfde zone aan de rechterkant. Met deze gegevens in uw achterhoofd richt u zich op de 'reflexkaart', in dit geval de rechtervoet. Deze rechtervoet verdeelt u schematisch in vijf zones. De leverreflex ligt in de tweede, derde, vierde en vijfde zone ongeveer in het midden van de voet.

Bij nadere bestudering van de voeten blijkt op alle voeten een duidelijke 'tekening' te staan. Deze tekening wordt gevormd door de verschillende soorten weefselstructuren, de verschillende kleurschakeringen en de mate van vochtigheid van het weefsel. Onder invloed van deze drie eigenschappen ziet u een tekening van allerlei natuurlijk begrensde gebieden ontstaan.

Houdt u het voorbeeld van de lever aan, dan ziet u het leverreflexgebied op de voet als een duidelijk omrande kwab. Deze kwab onderscheidt zich van de omringende orgaangebieden doordat het weefsel anders is van structuur, kleur en aggregatietoestand (vochtigheidsgraad). Net als het reflexgebied van de lever zijn ook de reflexgebieden van andere organen op deze manier snel te vinden. U kunt het Fitzgerald-systeem ook omdraaien. Dat heeft zijn voordelen als u (in het begin) nog niet helemaal thuis bent in de plaatsbepaling van de reflexgebieden op de voet. Ook voor mensen die intuïtief masseren en hun kennis op niveau willen brengen, is dit een makkelijke manier om hun doel te bereiken.

Stel dat u aan het masseren bent en niet (meer) weet welk orgaan/weefsel u een reflexmatige prikkel geeft. Dan bepaalt u eerst in welke zone en op welke plaats het behandelde reflexgebied ligt. Deze gegevens weerspiegelt u naar het 'origineel', namelijk het lichaam. Op het lichaam zoekt u de juiste zone en plaats op en stelt vast welk orgaan/weefsel hier ligt.

De theorie van dr. Fitzgerald maakt het werken met de reflexzones voor iedereen toegankelijk. De kracht van deze theorie zit in de eenvoudige, toepasbare logica. Het systeem spoort aan tot het zelf nadenken over de diagnostiek en het masseren. Het zet u aan tot onderzoek en het zelf opdoen van ervaringen. Het reikt u als het ware een kader aan, waarbinnen ruimte is voor een persoonlijke benadering van uw cliënt(en) en een individuele werkwijze.

Binnen andere inzichten en topografieën ontbreekt meestal een duidelijke verklaring, waardoor u als (aankomend) masseur niet het inzicht heeft in het 'hoe en waarom' van de theorie. U kunt deze theorie 'blindelings' (= onbewust) volgen, maar dat ontneemt u het proces van eigen maken, bewust worden. Als u bewust kiest om te handelen en weet 'waarom en hoe' u iets doet, kunt u daar volledige verantwoordelijkheid voor dragen. Het werken met de reflexzones volgens dr. Fitzgerald zet aan tot bewustwording, waardoor u als mens groeit en uw handelen gefundeerd is.

2.2 De theorie belicht vanuit de meridiaanleer

Deze theorie is iets minder makkelijk aan te leren. Bij de Fitzgeraldzones richt u zich op de gelijkenis tussen de opbouw van het lichaam en de opbouw van de voetreflexen. Bij de meridiaanleer leert u slechts 'uit uw hoofd' waar de verschillende meridianen over de voet lopen en welke conclusies u hieraan kunt verbinden.

U kunt nog een stap verdergaan en ook de afzonderlijke acupunctuurpunten, zowel qua ligging als qua werkingsgebied, uit uw hoofd leren.

De meridiaanleer is een onderdeel van een denk- en handelwijze die gebaseerd is op de totale mens en zijn plaats in de kosmos. Binnen de mens kent men het bestaan van energie. Deze energie loopt gekanaliseerd door het lichaam. U kunt dus onderscheid maken tussen de verschillende energiebanen, oftewel meridianen. Deze meridianen vormen samen een gesloten energiecircuit. De werking van een enkele meridiaan komt slechts tot uiting in het samenspel met de andere meridianen. Er zijn twaalf hoofdmeridianen, waarvan er zes hun begin- of eindpunt op de voeten hebben liggen. De overige zes hebben hun begin- of eindpunt liggen op de handen. Zou u de voetdiagnostiek baseren op de meridiaanleer, dan gaat u uit van de informatie van zes meridianen, terwijl de meridiaanleer een theorie is die het gehele lichaam omvat met zijn twaalf hoofdmeridianen. Aan een afgesplitst deel kunt u onmogelijk een totaal omvattende diagnostiek en behandeling ophangen. De meridiaanleer als uitgangspunt nemen betekent dus dat u genoegen neemt met beperkte informatie over het energetisch, lichamelijk en geestelijk functioneren.

Voor het stellen van een diagnose zijn deze gegevens absoluut onvolledig. Het masseren op basis van een onvolledige diagnose brengt uiteraard meer risico's op onprettige of onverwachte effecten met zich mee.

De kennis van de meridiaanleer is voor de voetreflexologie zeer interessant en bruikbaar als aanvulling op de Fitzgerald-theorie. De waardevolle aanwijzingen van de meridiaanleer bevatten specifieke gegevens over bepaalde delen van het lichaam. Dit gecombineerd met het overzichtsbeeld uit de Fitzgerald-theorie geeft een schat aan informatie. Deze informatie is ruim voldoende om een goede diagnose te stellen en daarop gebaseerd te behandelen.

In dit boek zullen we in principe uitgaan van de Fitzgerald-theorie. Wanneer we gebruikmaken van andere informatiebronnen (waaronder de meridiaanleer) zullen we dit vermelden. De aankomend masseur kan zelf kiezen om al dan niet gebruik te maken van de geboden informatie en deze op waarachtigheid en bruikbaarheid te toetsen.

Deel II   Algemene diagnostiek

1 Voetdiagnostiek[1]

1.1 De vergelijking van linker- en rechtervoet

Bij bestudering van de voeten maakt u allereerst onderscheid tussen de linker- en de rechtervoet. Hieronder volgt een inleiding die de omschrijvingen zoals die verder in dit boek gebruikt worden, zal verduidelijken.
De processen die zich in het lichaam afspelen, worden gecoördineerd vanuit de hersenen. Van hieruit worden door zenuwen prikkels overgebracht naar overige delen van het lichaam. De linkerhersenhelft stuurt de processen die te maken hebben met concrete, bewuste zaken. De rechterhersenhelft coördineert de processen die te maken hebben met onder- en onbewuste zaken. Normaal gesproken is er ter hoogte van de nekwervels een kruising van de zenuwbanen. Zo ontstaan vier gebieden. Boven de kruising blijft iedere hersenhelft verantwoordelijk voor de coördinatie van zijn eigen lichaamshelft. Onder de kruising wordt dit tegengesteld en zorgt de linkerhersenhelft voor de prikkelverwerking van de rechterlichaamshelft. De hoogte van de kruising op de wervelkolom kan verschillen. Dit bemoeilijkt een precieze diagnose, waardoor niet goed vast te stellen is of bepaalde eigenschappen praktisch of juist relationeel van aard zijn.
Ook de voeten staan onder invloed van de coördinatieprocessen van de hersenhelften. De linkerhersenhelft coördineert voornamelijk de rechtervoet, de rechterhersenhelft coördineert voornamelijk de linkervoet. Beide voeten staan symbool voor bepaalde kenmerken.

---

1 Ter illustratie van de in dit hoofdstuk besproken materie, is in deel III een aantal foto's opgenomen.

Linkervoet
- relationeel
- vrouwelijke eigenschappen
- gevoelsmatigheid
- verbinding met onderbewustzijn realisatie
- yin-principe

Rechtervoet
- praktisch
- mannelijke eigenschappen
- verstandelijkheid
- verbinding met bewustzijn
- yang-principe

De constitutie (de bij de geboorte aanwezige sterke en zwakke punten) vindt u weerspiegeld in de linkervoet.
De conditie (opgebouwd uit de constitutie en alle factoren en gebeurtenissen van na de geboorte) vindt u weerspiegeld in de rechtervoet.

Een vergelijking van de linker- en rechtervoet kan informatie verschaffen over:
- ontwikkelingen die niet in de constitutie besloten liggen;
- het verschil in benadering vanuit het relationele en vanuit het praktische aspect;
- het verschil in waardering van vrouwelijke en mannelijke eigenschappen.

1.2 De voetgrootte

Een belangrijke diagnostische aanwijzing wordt verschaft door een verschil in voetgrootte. Dit verschil kan voorkomen in lengte en in breedte.

1.2.1 DE LENGTE
Als de linkervoet langer is, geeft dit aan dat iemand het accent legt op de gevoelsmatige beleving. Een tweede mogelijkheid is dat iemand constitutioneel sterk is, maar dat dit conditioneel niet tot uitdrukking is gebracht. Een overweging in die richting kunt u alleen maken door vergelijking van specifieke voetdelen en reflexgebieden.
Als de rechtervoet langer is, geeft dit aan dat het accent gelegd wordt op de praktische ervaring. Een tweede mogelijkheid is dat men zich conditioneel veel beter heeft ontwikkeld dan constitutioneel te voorzien was. Ook nu dient u ter verifiëring voetdelen en reflexgebieden van beide voeten te vergelijken.

1.2.2 DE BREEDTE

De breedte van de voet vertelt iets over iemands draagvlak. Over het al dan niet geaard zijn. Als de voet breed van opbouw is, geeft dit aan dat de persoon in kwestie 'aards' gericht is. Zo iemand voelt voor zichzelf het recht van bestaan en voelt zich 'thuis' op aarde. Het kan zijn dat hij of zij zich beperkt tot de aardse geneugten, gericht is op lichamelijke bevrediging en materialistisch van instelling is.

Als de linkervoet breder is, is men zich óf minder materialistisch gaan instellen óf wordt het leven op aarde niet meer als vanzelfsprekend en normaal ervaren. De basiszekerheid is verminderd.

Als de rechtervoet breder is, kan men beter aarden dan verwacht. Men heeft een bepaalde zekerheid voor zichzelf ontwikkeld. Soms is deze zekerheid gebaseerd op status en materialistische dikdoenerij, en kunt u dit onder het hoofdstuk 'schijnzekerheden' indelen. Zolang alles 'goed' gaat, zal het leven mensen met zo'n opstelling toelachen, maar als het met de uiterlijke omstandigheden minder gunstig gaat, zal 'hun wereld instorten'.

Een normale voetbreedte geeft weer dat de cliënt standvastig is, maar ook lichtvoetig kan zijn. Hij is zowel aards als spiritueel gericht. In tegenstelling tot mensen met een brede voetopbouw is deze persoon minder snel geneigd zich alleen op de 'aardse' bevrediging te richten. Hij of zij voelt zich 'wel' thuis op aarde. Er is sprake van een zekere flexibiliteit.

Mensen met een smalle voetopbouw hebben een smal contactvlak met de aardbodem en zijn spiritueler gericht. Voor hen is het belangrijk dat ze hun belasting aan hun draagkracht aanpassen. Dus niet te veel 'gewichtigheid' op een te smalle basis. Ze kunnen nogal eens afwezig zijn, met hun hoofd in de wolken lopen, dromerig zijn of zich niet altijd 'thuis' voelen op aarde. Het kost ze moeite zich concreet en materialistisch bezig te houden met mensen, dingen of zaken. Deze mensen doen er verstandig aan de energie die ze hebben zo optimaal mogelijk te gebruiken en zo min mogelijk 'reserves' aan te spreken.

Als u de voetgrootte bestudeerd heeft, gaat u nog iets gedetailleerder te werk door te letten op de volgende punten:
- de indeling in drieën (zie paragraaf 1.3);
- de vergelijking tussen linker- en rechtervoet wat betreft de driedeling (zie paragraaf 1.4);
- de verschijnselen op de voeten, bijvoorbeeld likdoorn of eeltafzetting (zie paragraaf 1.5).

1.3 De indeling in drieën

Allereerst maakt u onderscheid in drie op de voet zichtbare delen: de bovenpool, de middenpool en de onderpool. Deze driedeling komt u zowel op het psychische als op het lichamelijke vlak tegen.
De bovenpool begint onder de tenen en loopt tot de middenrifreflex. De tenen worden dus niet bij de bovenpool betrokken. In de bovenpool vinden we de reflexen van schildklier, longen, hart en schouders. De bovenste pool noemt men ook wel de opname- of denkpool. In de denkpool vindt u het grootste 'gevoelsorgaan', namelijk het hart.
De middenpool noemen we ook wel verwerkings- of gevoelspool. Deze loopt vanaf de middenrifreflex tot aan de bovenrand van het reflexgebied van de bekkenruimte. In deze pool zetelen onder andere de maag, de lever, de galblaas en de alvleesklier. In de verwerkings- en gevoelspool vindt u het grootste lichamelijke analysesysteem, namelijk de dunne darm.
Het onderste deel is de uitscheidings- en daadkrachtpool. Deze loopt vanaf de bovenrand van het reflexgebied van de bekkenruimte, aan beide zijden van de hiel naar het gootje boven de achillespees. In deze pool vinden we onder andere de blaas, het laatste deel van de dikke darm, de geslachtsorganen en het bekken.

De verhouding tussen de verschillende gebieden is in het gunstigste geval gelijk. Dat betekent immers dat u in staat bent:
a goed op te nemen;
b goed te analyseren en te verwerken;
c goed uit te scheiden en vorm te geven.

Is een bepaald gebied groter, dan ligt hierin de aanleg en/of de kracht van het individu. De aanleg geeft aan dat deze eigenschap of karaktertrek zich op een relatief hoog niveau bevindt (ten opzichte van andere mensen). U kunt dit talent naar 'buiten' brengen zonder er veel moeite voor te hoeven doen. Tevens kunt u deze aanleg makkelijk verder ontwikkelen, waardoor een relatief nog hoger niveau bereikt kan worden. De manier waarop dit talent wordt gebruikt, kan men aflezen aan de elasticiteit, kleur en het al dan niet aanwezig zijn van specifieke kenmerken.

Als een pool echter meer ruimte inneemt, blijft er voor de overige polen minder ruimte over. De optimale verhouding is voor iedere pool een derde deel van de ruimte. Verschuivingen in de ruimteverdeling geven ook verschuivingen in de aandacht voor het relationele of juist het praktische vlak weer.

Een pool kan zich in lengte en breedte onderscheiden van de andere polen. De breedte van de pool staat voor de potentie die in de pool aanwezig is. Een brede bovenpool duidt op een groot interessegebied. Er is veel aandacht voor verschillende soorten informatie. Iemand met een smalle bovenpool beperkt de hoeveelheid aandachtsgebieden. De lengte van de pool staat voor de duur waarmee men de potentie naar buiten kan brengen. De lengte van de bovenpool zegt iets over de tijd waarin iemand achter elkaar informatie kan verzamelen. Is de bovenpool kort dan zal iemand zich maar korte tijd achter elkaar kunnen concentreren en het nodig hebben om regelmatig pauzes in te lassen. Iemand met een lange bovenpool zal daarentegen langere tijd achter elkaar bezig kunnen zijn om informatie te vergaren zonder zichzelf hierbij te hoeven forceren.

Als de middenpool qua breedte goed aansluit op de bovenpool, staat dit voor een makkelijke doorstroming van de opgenomen informatie. Zodra de overgang begint 'te knijpen' en duidelijk smaller wordt aan mediale of laterale zijde, weet u dat er een stagnatie van de doorstroming van de informatie dreigt. De lengte van de middenpool staat voor de capaciteit om in een bepaalde tijd dat wat opgenomen is te verwerken. Zo zal iemand met een kort verwerkingsgebied snel voor zichzelf de boel op een rijtje krijgen en overgaan tot het 'doen'. Iemand met een lang verwerkingsgebied heeft daarentegen lange tijd nodig om de opgenomen informatie tot in detail uit te pluizen en te verwerken. Er is dus sprake van een talent in het uitzoeken en ordenen van zowel denk- als verteringsprocessen. De vraag is alleen of iemand zichzelf ook daadwerkelijk die tijd gunt. Gebeurt dit niet, dan zullen er op den duur klachten in het spijsverteringsgebied ontstaan.

Het tegenovergestelde kan ook plaatsvinden, namelijk dat iemand maar aan de gang blijft met het ontleden van de zaken. Het analyseren wordt tot in het extreme doorgevoerd, waardoor men slechts geïnteresseerd is in het kleinste detail en het overzicht verliest.

Een persoon met een brede onderpool heeft een royale energievoorraad om dingen tot stand te brengen. Het ten uitvoer brengen van (andermans) plannen zal minder energie vergen dan het verzamelen en verwerken van informatie. Deze mensen zullen het best tot hun recht komen in een beroep waarbij ze gewoon lekker bezig kunnen zijn.

De lengte geeft aan of dit het beste in een korte of langere tijdsspanne naar buiten gebracht kan worden. Een korte hiel geeft aan dat iemand niet te lang achter elkaar fysieke inspanning moet leveren en gebaat is bij veel pauzes.

Iemand met een langere onderpool kan langere tijd achter elkaar presteren zonder zichzelf daardoor te benadelen. Iemand met een smalle hiel heeft maar een kleine hoeveelheid energie tot zijn beschikking. Als de betrokken persoon het juiste ritme te pakken krijgt, kan hij met het kleine beetje energie toch een heel eind komen. Als de onderpool opvallend veel groter is dan de twee bovenliggende polen, wees dan waakzaam voor impulsiviteit: 'eerst doen, dan denken'. De daadkracht staat bij deze mensen voorop en is weliswaar hun grote kracht, maar deze wordt ingezet voor men er erg in heeft.

De verhouding tussen de verschillende gebieden op de voet kan zeer nuttige informatie geven over de sterke en zwakke kanten van een persoon. Deze kan zijn eigen talent uitbuiten en relatief gemakkelijk tot ontplooiing brengen. Tevens kan worden voorkomen dat het accent te veel op de zwakke plekken komt te liggen. Hierdoor behoedt men zichzelf voor overmatige inspanning.

1.4 De driedeling: vergelijking tussen linker- en rechtervoet

Nu u de drie polen heeft vastgesteld, kunt u uw aandacht richten op de aanwezige verschillen op dit vlak tussen beide voeten.

1.4.1 DE BOVENPOOL

De bovenpool is de opnamepool. Als de bovenpool op de linkervoet langer is dan op de rechtervoet, duidt dit op een langer concentratievermogen voor gevoelsmatige informatie. Ook kan het zijn dat het concentratievermogen in de loop van het leven minder groot is geworden.

Als de bovenpool van de linkervoet breder is dan die van de rechtervoet, dan heeft de betrokken persoon meer interessegebieden die gebaseerd zijn op een gevoelsmatige grondslag dan op kennisbehoefte.

Is de bovenpool van de rechtervoet langer, dan kan men zich juist bij het verzamelen van feiten en kennis langer concentreren. Is deze bovenpool breder, dan heeft men veel interesses ontwikkeld voor kennis en feitelijke wetenswaardigheden.

1.4.2 DE MIDDENPOOL

De middenpool is de verwerkingspool. Bij de bestudering van de breedte van de middenpool spelen ook de overgang vanuit de bovenpool en die naar de onderpool een rol. Bovendien is het belangrijk te kijken in hoeverre de middenpool contact maakt met de grond. De vergelijking van de breedte van de linker- en rechtervoet is daarbij minder belangrijk. Als de middenpool op de linkervoet qua breedte goed aansluit op de bovenpool, staat dit voor een makkelijke doorstroming van de opgenomen gevoelsmatige informatie. Is de overgang lateraal of mediaal versmald, dan weet u dat er een stagnatie in de doorstroming van de gevoelsmatige informatie dreigt. Of iemand zorgt onbewust dat hetgeen opgenomen is er in een sneltreinvaart doorheen gaat, zonder dat men 'eruit haalt wat erin zit'. Dit kan men zowel figuurlijk zien – men maakt de opgenomen kennis niet volledig eigen –, als lichamelijk: men haalt niet alle voedingsmiddelen uit de voeding.

De lengte van de polen geeft belangrijke informatie over hoelang iemand nodig heeft om zijn gevoelsmatige of verstandelijke informatie om te zetten in iets bruikbaars. Een korte linkermiddenpool geeft aan dat iemand al snel genoegen zal nemen met de ordening van wat dingen hem gevoelsmatig doen. Is die pool echter lang, dan heeft iemand behoefte om zijn gevoelens uit te spitten en zijn beweegredenen tot op de bodem te analyseren. Betreft het de rechtermiddenpool, dan gaat het juist om het uitzoeken van feiten, kennis en wetenschappelijke vraagstukken of thema's. Iemand met een kort gebied heeft alles sneller voor zichzelf op een rij gezet dan iemand met een lang rechtermiddengebied. Die zal echt het naadje van de kous over iets willen weten, alvorens ermee naar buiten te komen.

Hoe meer raakvlak het linkermiddengebied met de grond heeft, des te makkelijker iemand in staat is de verschillende fases in een gevoelsmatig verwerkingsproces te delen. Hoe minder raakvlak, hoe meer iemand zijn gevoelens eerst voor zichzelf op een rijtje wil zetten alvorens ermee naar buiten te komen. Is het raakvlak van de rechtermiddelpool breed, dan betreft het iemand die kan discussiëren terwijl hij zich een theorie eigen maakt. Is het raakvlak smal, dan zal diegene zich aan een dergelijke discussie niet wagen maar eerst de theorie willen doorgronden alvorens er iets mee te (kunnen) doen.

1.4.3 DE ONDERPOOL

Ook hier is het belangrijk dat de overgangen vanuit de middenpool soepel verlopen. Hoe beter de breedte van beide polen mediaal en lateraal op elkaar aansluit, des te beter de doorstroming van verwerkings- naar doegebied. Het kan echter zijn dat iemand in het verwerkingsstadium blijft hangen en moeilijk naar buiten kan komen met 'zijn eigen product'.

Wat betreft de vergelijking van linker- en rechteronderpool: als de linkeronderpool breder is dan de rechter, dan is het voor die persoon van wezenlijk belang dat hij gevoelsmatig betrokken is bij wat hij doet. Terwijl bij een bredere rechteronderpool de persoon 'zijn werk' juist vanuit een verstandelijk standpunt zal weten te motiveren.

Is de linkeronderpool langer dan de rechteronderpool, dan kan deze persoon het gevoelsmatig bezig zijn langer volhouden dan werken met zijn hoofd. Bij een langere rechteronderpool kan de persoon vanuit kennis of wetenschap gedurende langere tijd bezig zijn en dingen gestalte geven. Een makkelijk voorbeeld hierbij is een masseur. Een masseur met een langere gevoelsmatige onderpool (linkerhiel) zal het masseren van cliënten langer kunnen volhouden, als hij dit doet vanuit zijn gevoel. Een masseur met een langere rechterhiel zal juist vanuit zijn kennis over massagetechnieken en -handelingen de massage veel langer kunnen volhouden.

1.5 Verschijnselen op de voeten

Nadat we een duidelijk beeld gekregen hebben van de driedeling, zijn we toe aan het opsporen van verschijnselen op de linker- en rechtervoet. Al deze verschijnselen geven namelijk een indicatie. Het reflexgebied waarop het verschijnsel zich bevindt, geeft aan in welk orgaan u de verstoring kunt verwachten.

1.5.1 EEN LIKDOORN OF EKSTEROOG

Een likdoorn of eksteroog op een bepaald reflexgebied verraadt een diepgaande verstoring van de energiehuishouding in het corresponderende lichaamsdeel of orgaan. Bij een stekende likdoorn kan de cliënt zich afvragen: 'Wat steekt mij zo?' Bij een weke likdoorn kan men zich de vraag stellen: 'Waardoor laat ik mij zo kwellen?'

1.5.2 EEN MOEDERVLEK

Een moedervlek op een bepaald reflexgebied van de voet geeft aan dat de conditie van het corresponderende lichaamsdeel of orgaan zwak is. Op de linkervoet betekent dit: zwakte van het lichaamsdeel of orgaan op het gebied van gevoelsmatig functioneren. Een moedervlek op de maagreflex links geeft aan dat men meer moeite heeft met de eerste verwerking van emoties en gevoelens. (Verstandelijke informatie kan makkelijker worden verwerkt.)
Op de rechtervoet betekent dit een zwakte van het lichaamsdeel of orgaan in het gebied van het verstandelijk functioneren. Zo geeft bijvoorbeeld een moedervlek op het dunnedarmreflexgebied aan dat het analyseren van verstandelijke informatie meer moeite kost dan het analyseren van gevoelsmatige informatie.

1.5.3 EEN WRAT

Een wrat op een bepaald reflexgebied geeft aan dat men 'iets' opkropt (en daardoor verhardt). De emotionele lading waaruit dit 'iets' bestaat is meestal 'woede'. De boosheid wordt vastgehouden, men verstart en staat niet meer open voor nieuwe indrukken. Op welk vlak de woede betrekking heeft, kan afgeleid worden uit de plaats waar de wrat zich bevindt. Zit de wrat bijvoorbeeld op het keelgebied, dan kan men de cliënt vragen op welk gebied er boosheid is over hetgeen hij heeft geslikt of niet heeft uitgesproken.

1.5.4 VOETSCHIMMEL

Voetschimmel vindt u meestal tussen de tenen. Dit geeft aan dat iemand zich minderwaardig, niet optimaal of niet gesteund voelt. Hij gaat de wereld niet stralend tegemoet, maar plaatst zich in een 'bedompt milieu' en laat zich 'beschimmelen' door een klein, nauwelijks zichtbaar organisme. Ook nu geeft de plaats van de schimmel aan op welk lichaamsgebied men emotioneel (en soms ook fysiek) minder goed functioneert.

1.5.5 EELT

Eeltvorming duidt op het vormen van een afscherming. Deze afscherming heeft in ieder geval betrekking op het geestelijk functioneren. De cliënt wil of kan niet meer voelen. Hij is bang voor hetgeen hij gevoelsmatig zou beleven en durft de confrontatie hiermee niet aan, daarom stopt hij het weg onder een harde buitenlaag. Deze buitenlaag (de huid) is normaliter een doorgangsgebied voor binnenkomende en uitgaande prikkels op het gebied van het voelen (zoals invoelen, aanvoelen en bevoelen). Dit proces wordt door de afscherming bemoeilijkt. Zowel prikkels die u als liefdevol en voedend ervaart als prikkels die u als bedreigend ervaart, worden moeilijker opgenomen en losgelaten. De cliënt staat dus niet onbevooroordeeld open voor hetgeen het leven te bieden heeft.

Duurt de situatie voort, dan zal de eeltlaag niet alleen betrekking hebben op het geestelijk functioneren, maar zullen er zich ook lichamelijk klachten gaan voordoen. In het begin zullen deze klachten een vaag karakter hebben, maar hoe langer de situatie duurt, des te indringender de aard van de lichamelijke klacht zal worden.

Het wegsnijden of wegvijlen van eelt is vaak maar een tijdelijke oplossing. U kunt het zien als een symptomatische bestrijding van de kwaal. Slechts wanneer iemand de onderliggende problematiek onder ogen durft te zien en de verwerking van de 'afgeschermde' emoties aandurft, kunt u verwachten dat er zich geen nieuwe eeltlaag zal vormen.

Ook bij eeltvorming is er sprake van een reflexmatige reactie, zodat u van het reflexgebied kunt afleiden op welk lichaamsgebied deze afscherming betrekking heeft.

1.5.6 BLAASJESVORMING

De vorming van kleine rode blaasjes duidt op oververmoeidheid. Soms bevatten deze blaasjes helder vocht. In ieder geval drogen de blaasjes op en 'schilferen' ze er door wrijving af. Dit kan gepaard gaan met jeuk.

De plaats waar de blaasjes zich bevinden, wil nogal eens wisselen. Iedere verandering duidt op een verschuiving van de vermoeidheidsreactie, bijvoorbeeld eerst blaasjes op de longreflex, daarna blaasjes op het reflexgebied van de nier. Pas als deze niet meer aanwezig zijn, kunt u zeggen dat het lichaam de oververmoeidheid overwonnen heeft.

2 Teendiagnostiek[1]

De tenen zijn de reflexgebieden van de organen van het hoofd. Ze omvatten dan ook zeer veel uiteenlopende functies. Vanwege de complexiteit behandelen we ze apart in dit hoofdstuk. Meer gedetailleerde informatie kunt u in de desbetreffende hoofdstukken vinden.

Een normale teenstand en teenopbouw kenmerkt zich door:
1 een opbouw van drie kootjes, die:
   a even groot zijn;
   b een gelijkmatig verloop vertonen;
2 een zachtroze kleur;
3 een rechtliggende of staande teen;
4 een elastische huid;
5 losse nagelriemen en gladde nagels;
6 normaal tot geen beharingspatroon;
7 regelmatig verloop in teengrootte.

2.1 Een opbouw in drie kootjes

De driedeling in de teenkootjes is een afspiegeling van de driedeling van de voet. Het bovenste kootje vertegenwoordigt weer de pool van het opname- en denkvermogen. Het middelste kootje de pool van het vermogen tot verwerken en voelen, en het onderste kootje de pool van het vermogen tot uitscheiden en het gestalte geven aan iets.

---

[1] Ter illustratie van de in dit hoofdstuk besproken materie, is in deel III een aantal foto's opgenomen.

2.1.1 DE (ON)GELIJKHEID IN KOOTJESGROOTTE

De drie teenkootjes zijn in het gunstigste geval even groot en gelijkmatig van opbouw. Hoe gelijkmatiger de teenkootjes zijn, des te gelijkmatiger het functioneren van de drie polen.

De bovenste twee teenkootjes ziet u bijna altijd. Vaak is het onderste kootje niet goed zichtbaar. Bij het aftasten van de tenen blijkt het derde kootje zich bijna in de voet zelf te hebben 'verstopt'. Dit verschijnsel geeft informatie over het gebied van daadkracht en uitscheiding. Deze vermogens heeft de cliënt voor zichzelf 'verstopt' en hij weet hier niet goed mee om te gaan. Vergelijk een 'verstopte' onderste teenkoot altijd met het onderste gebied van de voet (de hiel). Kijk of er een overeenkomst is tussen de manier waarop deze gebieden zich manifesteren. Een 'verzonken' onderste teenkoot en een smal/klein of bleek/week hielgebied, duiden er bijvoorbeeld op dat de cliënt minder makkelijk gestalte geeft aan wat hij opgenomen en verwerkt heeft. Hij heeft moeite met beide benen (voeten) op de grond te staan!

Kijk bij het inspecteren van de tenen altijd eerst naar de grote teen. Als er sprake is van een groot ontwikkeld bovenste teenkootje, duidt dit op een in aanleg overvloedige gevoeligheid. Deze kan zich op verschillende terreinen manifesteren (groot intuïtief vermogen, helderwetendheid, helderziendheid, heldervoelendheid, helderruikendheid en helderhorendheid). U kunt het zien als een talent dat u al dan niet tot uiting en verdere ontwikkeling kunt brengen.

Is er op de linkervoet een duidelijk groter ontwikkelde grote-teenkoot te zien dan op de rechtervoet, dan is de aanleg niet naar buiten gebracht en niet ontwikkeld. Het is als het ware een sluimerend talent.

Zelfs als hij het talent niet naar buiten brengt of verder ontwikkelt, is er toch een bepaalde mate van gevoeligheid aanwezig. Juist omdat de cliënt niet bedacht is op het hebben van deze gevoeligheid, doet hij onbewust veel indrukken op. Deze moeten ook verwerkt worden.

Een cliënt met een in aanleg verhoogde gevoeligheid zal erop gewezen moeten worden dat deze informatie wel binnenkomt. Anders voelt hij zich regelmatig onprettig, vermoeid, beladen, zonder hier direct een oorzaak voor te kunnen vinden. Er zich bewust van zijn, is een belangrijke schakel om er beter mee om te leren gaan.

Een simpel voorbeeld. U gaat opgeruimd en vol energie winkelen en komt volledig 'leeggezogen' thuis. Het is alsof u zichzelf in de massa verliest. In feite gebeurt dit ook. Door het onbewust te veel openstaan

voor indrukken wordt u beladen met (negatieve) energieën. In het lichaam is plaats voor honderd procent energie. De binnenkomende energie eist daar een deel van op, zodat de aanwezige energie wordt verdrongen. Dat maakt u moe en geeft u een onprettig gevoel.
Leren omgaan met gevoeligheid is belangrijk om evenwichtig te kunnen functioneren. Te veel opgedane energie dient te worden afgevloeid. Te weinig aanwezige energie dient te worden aangevuld ('even bijtanken'). Hoe meer u zich van deze processen bewust wordt, des te beter u in staat bent de energiebalans gelijkmatig te houden.
Naast aanleg en conditie kan ook een andere interpretatie worden aangehangen. Als de bovenkoot van de linker grote teen het grootst is, zal men zijn intuïtieve indrukken vooral gebruiken binnen de relationele sfeer. Is de bovenste koot van de rechter grote teen het grootst, dan gebruikt men zijn intuïtieve indrukken vooral binnen het werk, binnen praktische handelingen.

2.1.2 GELIJKMATIG VERLOOP VAN BASIS NAAR TOP

Hoe gelijkmatiger het verloop van de basis naar de top van de teen is, des te gunstiger. Afwijkingen in breedte of dikte geven een onevenwichtigheid weer in het gelijkmatig functioneren van de drie vermogens van de polen.
Een breed en soms verdikt onderste teenkootje wijst op het sterk gericht zijn op doen, uitscheiden en loslaten. Zolang dit in overeenstemming is met het opname- en verwerkingsdeel, zal dit geen problemen opleveren.
Als alleen het onderste kootje een dergelijke bouw heeft, bestaat de kans dat de cliënt alleen uit is op aards genot en materieel gewin. Hij is gericht op doen, resultaat boeken, winst behalen, processen voortstuwen en volbrengen, soms ten koste van 'alles en iedereen'.
Een breed en/of verdikt middelste kootje geeft aan dat het accent ligt op verwerking, ordening en gevoelsmatige beleving van zowel stoffelijke als niet-stoffelijke indrukken.
Als alleen het middelste kootje een dergelijke bouw heeft, dient men op te passen het overzicht niet te verliezen door overmatig bezig te zijn met details. Analyseren is nuttig, mits het detail gewaardeerd wordt voor zijn plaats binnen het geheel. Ook het gevoelsmatig ervaren en verwerken is nuttig en noodzakelijk. Het klakkeloos 'losbarsten' van emoties leidt echter niet tot inzicht, terwijl juist dat inzicht nodig is om tot wijsheid te komen.

Een breed en/of verdikt bovenste kootje geeft aan dat het accent ligt op het opnemen van indrukken en het verstandelijk functioneren. Het verzamelen van informatie. Als alleen het bovenste kootje een dergelijke bouw vertoont, doet men er goed aan zorg te dragen voor de verwerking en de uitscheiding van de 'ingenomen stof'. Hetgeen u opneemt, maakt u zich eigen, waardoor u in staat bent er iets mee te doen. Pas dan is er sprake van een leerproces.

Blijft men steken in het proces van gegevens verzamelen, zonder dat deze informatie wordt geïntegreerd en omgezet tot bruikbaar 'materiaal', dan blijft men steken in het proces van loos kopiëren van kennis, eindeloos filosoferen en theoretiseren. Lichamelijke klachten zijn vooral te verwachten in het gebied van de bijholten en voorhoofdsholte.

2.2 Een zachtroze kleur

Een zachtroze gekleurde teen betekent dat er voldoende energie aanwezig is en vrijkomt in de verschillende delen van de teen en de corresponderende lichaamsgebieden.

Is de teen (of een deel van de teen) echter te rood, dan vindt er te veel activiteit plaats of heeft er recent te veel activiteit plaatsgevonden. Het gebied wordt of werd qua energievoorziening overvloedig bedeeld.

Mocht de kleur van de teen of deel van de teen te bleek zijn, dan vindt er te weinig energietoevoer naar een bepaald gebied plaats. Hierdoor kost het moeite de vereiste activiteiten te volbrengen. Dit is vaak een reactie op een periode van te veel energietoevoer, die tot uitputting heeft geleid.

2.3 Teen ligt of staat recht

Een rechtliggende teen geeft aan dat de bezitter ervan zich onbevangen opstelt voor binnenkomende prikkels.

Een naar benedengerichte teen duidt op een afscherming van de buitenwereld. De cliënt richt zich meer naar de aarde, en 'klauwt' zich enigszins vast aan de grond om meer stevigheid te krijgen en zich staande te kunnen houden in het leven. Hij wil aarden en met beide voeten op de grond staan, maar mist hier het vertrouwen of de kracht voor. Hij 'nagelt' zich vast.

Een naar boven gekromde teen (in de volksmond ook wel een 'hoera'- of 'jubel'teen genoemd) geeft het beeld weer van iemand die onbevangen de wereld tegemoet lijkt te treden en zeer (bijna overmatig) open lijkt te staan voor indrukken. Dit is echter schijn. Mensen met deze teenstand laten alle indrukken binnenkomen, maar proberen ze afstandelijk en blijvend objectief te benaderen. Maar ze laten zich er niet echt bij betrekken.

Vertaalt u dit verschijnsel naar het lichaam, dan staat bij deze mensen de nek vrij ver naar achteren, alsof ze toch afhoudend staan tegenover wat hen tegemoet kan komen. Zij blokkeren de binnenkomst van informatie (stoffelijk en niet-stoffelijk) bij hun nek. De informatie blijft 'in het hoofd'. Klachten in het gebied van nek, hals, schildklier, stembanden en keel, maar ook uitstralende klachten als hoofdpijn, duizeligheid, schouder- en armpijn kunnen voorkomen.

Het naar binnen buigen van de teen (richting middenlijn van het lichaam) is over het algemeen een mobilisatie van kwaliteiten en krachten in zichzelf. Men 'balt zich samen' om de omgeving voldoende weerstand te kunnen bieden, en schermt zich af voor binnenkomende indrukken.

Tevens dient u in de gaten te houden, dat het naar binnen gericht zijn van de teen kan duiden op een aanpassing. De kwaliteiten en kracht van de ene teen worden ondergeschikt aan die van de teen waarnaar deze zich richt.

Zo duidt een naar binnen gericht klein teentje op een eerste afscherming van geluiden. De afscherming is echter nog vrij licht: de vierde teen staat immers nog recht, ofwel open. Buigt het vierde teentje zich ook naar binnen, dan wordt de afscherming drastischer en kan men zich door de binnenkomende geluiden bewust en/of onbewust 'bedreigd voelen'. Lichamelijk kan dit zelfs tot onevenwichtigheid leiden.

Als de teen naar buiten buigt (richting kleine teen), betekent dit in het algemeen de neiging om gespitst te zijn op 'alles' wat er buiten iemand is. Zo'n cliënt is dus erg gericht op prikkels van buitenaf. Hij kan hier zelfs zover voor openstaan, dat hij zich laat overspoelen door indrukken. Daardoor komt hij in de knoop met de verwerking en de uitscheiding ervan. Ook kan zo iemand zich verliezen in allerlei signalen uit de omgeving, waardoor zijn evenwicht verloren raakt en een onrustig gevoel optreedt.

2.4 De huid vertoont elasticiteit

De huid heeft normaal gesproken veerkracht en is in eutonische toestand. Prikkels die inwerken op de huid kunnen naar keuze worden toegelaten of buitengesloten.
Als de huid te week is, zal hij als u hem indrukt niet direct terugveren; er is geen directe reactie mogelijk op de indringende prikkel. Reflexmatig geeft dit een weerspiegeling van een orgaan dat niet meer in staat is direct op de binnenkomende stoffelijke en niet-stoffelijke prikkels te reageren, of van een weefsel dat verslapt is.
Het masseren van een reflexgebied waarvan de huid te gespannen staat, is voor de cliënt meestal onaangenaam. De oppervlakkige weerstand maakt dat een diagnose over het onderliggende gebied bemoeilijkt wordt. Dit verschijnsel duidt op overmatige spanning of afscherming van het orgaan of weefsel. Prikkels van buitenaf worden geweerd.

2.5 De nagelriemen zijn los en de nagels glad

Hoe beter de doorbloeding naar de tenen is, des te losser de nagelriemen zullen zitten en des te gladder de nagels zullen zijn.
Vastzittende nagelriemen duiden op het minder makkelijk doorstromen van de fijnere energie (ook wel bekend als astrale energie).
Ribbelige nagels kunnen wijzen op vervuilende stoffen die niet goed afgevoerd worden, maar achterblijven in het spijsverteringskanaal en daarna ook elders in het lichaam. Anderzijds kan dit op darmverslapping wijzen.

2.6 Normaal tot geen beharingspatroon

Bij mannen mogen er dikke, zwarte, stugge haren voorkomen op de bovenzijde van de tenen. Bij vrouwen mag er sprake zijn van een licht, bijna donzige beharing op de bovenzijde van de tenen.
Er hoeft geen beharing aanwezig te zijn. Als er op de overige lichaamsdelen sprake is van normaal tot veel beharing, is het normaal dat men op de tenen ook beharing aantreft.
Overmatige beharing van de bovenzijde van de tenen duidt op longzwakte. Komt het op de linkervoet voor, dan is dit een constitutioneel teken. En als het op de rechtervoet voorkomt is dat een conditio-

neel teken. Voor deze cliënt zijn naast voetmassage goede, ongedwongen ademhaling, lichamelijke beweging en aardingsoefeningen belangrijk.

2.7 De grootte van de tenen

Normaal gesproken lopen de tenen in grootte af en vormt de bovenlijn van de tenen een licht dalende, glooiende lijn. Veranderingen die u kunt constateren zijn:
- de tweede teen is groter dan de grote teen;
- de tweede en derde teen zijn even groot;
- de tweede teen is kleiner dan de derde teen;
- de vierde teen is groter dan de derde teen;
- de vierde en vijfde teen zijn even groot;
- de vierde teen is kleiner dan de vijfde teen.

2.7.1 DE TWEEDE TEEN IS GROTER DAN DE GROTE TEEN

De tweede teen kan groter zijn dan de grote teen. Dit duidt erop dat men sterker gericht is op prikkels van buitenaf dan op zichzelf. Soms geeft dit moeilijkheden bij het langetermijnplannen. Mensen wier tenen aan het beschreven beeld voldoen, zijn namelijk zeer bevattelijk voor elke zich aandienende situatie. Ze zijn overmatig nieuwsgierig. Ze houden zich meer in het 'hier en nu' bezig dan met hun geaardheid en hun toekomstige mogelijkheden. Hierdoor gunnen ze zich de tijd niet om wat opgenomen is uit te diepen. Gejaagdheid kan het gevolg zijn. Er doen zich immers steeds nieuwe mogelijkheden voor. Zo lopen ze zichzelf voorbij.

In het meest positieve geval kan een langere tweede teen duiden op helderziendheid.

2.7.2 DE TWEEDE EN DERDE TEEN ZIJN EVEN GROOT

Als de tweede en derde teen even groot zijn, staat men via de ogen open voor het opnemen van indrukken. Hoe langer de (rechtliggende) tenen, des te meer men openstaat voor visuele prikkels. Of die indrukken werkelijk opgenomen kunnen worden, hangt af van het functioneren van de ogen. Dit kunt u afleiden aan de hoogte van de aanhechting (zie paragraaf 2.8). Het feit dat de tweede en derde teen even groot zijn, geeft aan dat de eigenaar ervan in staat is zowel binnen als buiten zichzelf te zien wat er aan de hand is. De gerichtheid kan in evenwicht zijn.

Als de tweede en derde teen van de linkervoet gelijk van hoogte zijn, is men in staat gevoelens onder ogen te zien. Terwijl een even hoge tweede en derde teen van de rechtervoet erop duidt dat men in staat is goed om te gaan met concrete zaken.

2.7.3 DE TWEEDE TEEN IS KLEINER DAN DE DERDE TEEN

Als de derde teen groter is dan de tweede teen, is men erg op de buitenwereld ingesteld. Waar de tweede teen ook het kijken en schouwen in de binnenwereld (de eigen geestelijke gesteldheid) vertegenwoordigt, staat de derde teen voor het gericht zijn op alles buiten zichzelf. Dit kan leiden tot problemen, omdat de opgenomen indrukken in relatie tot zichzelf moeten worden gebracht. Dit proces is moeilijk voor iemand met een derde teen die langer is dan de tweede.

2.7.4 DE VIERDE TEEN IS GROTER DAN DE DERDE TEEN

Als de vierde teen groter is dan de derde teen, duidt dit meestal op een onevenwichtige coördinatie tussen het zien (het visueel waarnemen) en het horen (het auditief waarnemen). Dit kan vermoeidheidsklachten bij het leerproces geven, vooral bij jonge kinderen. Indien men thuis de leerstof rustig doorneemt of naar de voorgelezen leerstof luistert, kan men de leerstof beter opnemen.

2.7.5 DE VIERDE EN VIJFDE TEEN

Als de vierde en vijfde teen even groot zijn, kan dit op verschillende dingen wijzen.

Allereerst kan het duiden op een onderontwikkeling van de vierde teen, waaruit men kan afleiden dat ergens in de persoonlijke ontwikkeling een stoornis in het uiten van agressie is opgetreden. Men is niet in staat de boosheid of woede te uiten, waardoor op den duur ook de positieve, creatieve vormingsenergie geblokkeerd kan raken. Alleen door het uitwerken van de blokkade zal men in staat zijn de stroom weer doorgang te geven.

Ten tweede kan het zijn dat het gehoor een sterk zintuiglijk punt is. En ten derde is het mogelijk dat er in het inwendig gelegen deel van het gehoor stoornissen zijn. Dit kan zowel met de aanleg als met de conditionele kant te maken hebben. Men kan denken aan evenwichtsstoornissen, duizeligheid, hoorstoornissen in de vorm van zoemen, piepen of andere geluiden, of een duidelijke vermindering van het gehoor. Deze situatie is van toepassing als beide oortenen duidelijk onderontwikkeld zijn en de vierde teen ook nog kleiner is dan de vijfde teen.

2.8 De hoogte van de aanhechting van de tenen

De hoogte van de aanhechting van de verschillende tenen verloopt vanaf de grote teen naar de kleine teen in een glooiende, licht dalende lijn.
Als de aanhechting tussen de tweede en derde teen duidelijk boven het normale verloop uitkomt, duidt dit op een constitutionele zwakte van de ogen. Het is dus niet gezegd dat deze constitutionele zwakte tot uitdrukking zal komen. Op de linkervoet is dit een indicatie dat gevoelens en emoties moeilijk onder ogen gezien kunnen worden. Tevens kan het een teken zijn dat het linkeroog slecht functioneert of kan gaan functioneren. Komt het voor op de rechtervoet, dan kan het zijn dat juist de praktische zaken moeilijker onder ogen worden gezien. Ook kan het zijn dat het rechteroog slechter functioneert of gaat functioneren.
Als de aanhechting tussen de derde en vierde teen duidelijk boven het normale verloop uitkomt, wijst dit op een mogelijk moeilijke samenwerking tussen twee van de vijf zintuigen, namelijk tussen de ogen en de oren. Ook deze zwakte hoeft niet naar buiten te komen, maar het is wel raadzaam te checken hoe het de cliënt in dezen vergaat.
Als de aanhechting tussen de vierde en de vijfde teen duidelijk boven het normale verloop uitkomt, duidt dit op een constitutionele zwakte van de oren. Deze zwakte kan betrekking hebben op het gehoororgaan, maar ook op het evenwichtsorgaan (dat immers in het binnenoor huist). Een constitutionele zwakte hoeft niet conditioneel tot uitdrukking te komen.
Als dit verschijnsel op de linkervoet voorkomt, kan dit duiden op het 'niet willen horen van' of 'niet gehoorzaam zijn aan' bepaalde gevoelens of emoties. Dit hoeft zich niet eens buiten iemand af te spelen, maar kan ook te maken hebben met de 'innerlijke stem' waar men te weinig gehoor aan geeft. Terwijl anderzijds het linkergehoororgaan en het linkerevenwichtsorgaan stoornissen kunnen vertonen of gaan vertonen.

Als de beschreven aanhechting op de rechtervoet voorkomt, kan het gaan om praktische zaken die men niet wil horen. Er bestaat ook een mogelijkheid dat het rechtergehoororgaan en het rechterevenwichtsorgaan slechter functioneren of gaan functioneren.

3 De hypofyse en epifyse

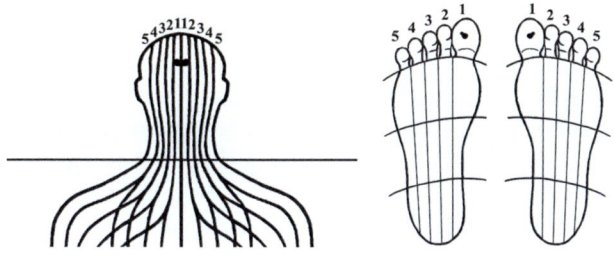

De reflexen van hypofyse en epifyse liggen in het bovenste deel van de voet, met name in de grote tenen.

3.1 Anatomie

De hypofyse is een ongeveer één gram wegend hersenaanhangsel dat de vorm heeft van een boon. Het is verbonden met de hersenbasis en ligt op de bodem van de schedel.
We onderscheiden bij de hypofyse voor-, midden- en achterkwab.
De epifyse is een ongeveer twaalf millimeter pegelvormig orgaan dat in de middenhersenen ligt.

3.2 Fysiologie

De hypofyse is een soort centrale 'regelkamer' van het hormoonstelsel. In het lichaam heeft men op allerlei plaatsen organen en klieren die hormonen produceren. Hormonen hebben invloed op alle belangrijke levensprocessen. U kunt de hormonen zien als 'boodschappers' tussen de verschillende delen van het lichaam, ook als deze delen anatomisch niet direct in verbinding met elkaar staan. De hormonen geven informatie door: van de klieren/organen naar de hypofyse en van daaruit weer terug, waardoor de desbetreffende klier (of het desbetreffende orgaan) in zijn functie gestimuleerd dan wel geremd wordt.

Over de epifyse is minder bekend. Waarschijnlijk speelt dit orgaan een rol bij de remming van de geslachtelijke ontwikkeling.

3.3 Symboliek

De hypofyse en epifyse kunt u symbolisch zien als het overgangsgebied tussen geestelijk en lichamelijk functioneren van de mens. De gedachten en ideeën (zowel bewust als onbewust) worden omgezet in lichamelijke subtiele stoffen: de hormonen. Deze stoffen hebben een belangrijke invloed op het functioneren, zowel op de algemene toestand als op de meer specifieke processen. Of u zich behaaglijk voelt of niet wordt sterk beïnvloed door de hormoonwerking.

3.4 Plaatsbepaling

De hypofyse en epifyse zijn kleine organen die dicht bij elkaar in de hersenen liggen. Beide organen vindt u terug in de eerste zone in het hoofd.

Op de voeten reflecteren ze op dezelfde manier: op het bovenste kootje van de grote teen in de eerste zone in het reflexgebied van het hoofd liggen ze als zeer kleine reflexgebieden vlak naast elkaar. Het onderscheid tussen de hypo- en de epifyse wordt daardoor moeilijk. U zult ze dan ook meestal aantreffen als één reflexgebied. Voor het stellen van een algemene diagnose heeft dit geen negatieve gevolgen. Heeft de cliënt duidelijk hormonale klachten en is het herleiden van de oorsprong noodzakelijk, verwijs dan door naar een specialist.

3.5 Diagnostiek van het reflexgebied

Visueel valt onderscheid te maken in de kleur (te rood of te bleek) en het al dan niet aanwezig zijn van een getekende grens van het reflexgebied. Verder kunt u onder de huid een bobbelvormige of kiezelachtige structuur voelen.

3.5.1 TE ROOD OF TE BLEEK

Een te rood reflexgebied duidt op een verhoogde energie in deze organen. Het kan zijn dat beide organen het tijdelijk erg druk hebben en dat er sprake is van 'overwerk', bijvoorbeeld ten gevolge van een stressvolle periode. Als die kortstondig is, zal het lichaam dit probleemloos opvangen en vervolgens het normale functioneringsniveau weer oppakken. Gaat het om een langere periode, dan zullen zij door 'oververmoeidheid' terugvallen in een verminderd functioneren. De kleur van het reflexgebied zal dan verschuiven van rood (te veel) naar bleek (te weinig).

Een te bleek hypofysereflexgebied duidt op een verminderde energie in deze hormoonklieren. Dit kan zich uiten in een onevenwichtige hormoonhuishouding. Lichamelijk ziet u meestal vage, elkaar afwisselende klachten, steeds op een andere plaats. Geestelijk zijn er vage klachten en labiliteit. Acuut kan dit lichte tot ernstige verstoringen geven in het hormonaal functioneren van het lichaam. De 'regelkamer' is in feite niet meer in staat te regelen. Hierdoor vindt de controle, de stimulatie of remming van een bepaald orgaan of bepaalde klier niet meer of niet op het juiste moment plaats.

Een chronisch energetisch tekort leidt tot continue functioneringsstoornissen die zeer onaangename gevolgen kunnen hebben voor het lichamelijk en geestelijk welbevinden van de cliënt. Het gebeurt zelden dat er zich in het orgaan hypofyseklachten voordoen. Meestal ontstaan de stoornissen elders in het lichaam, bijvoorbeeld in de eierstokken of de schildklier. Tussen de hypofyse en andere hormoonklieren bestaat een intensieve wisselwerking, waardoor de verstoringen zich door het hele lichaam kunnen uitbreiden. Bij het stellen van een diagnose kan het achterhalen van het primair verstorende orgaan moeilijk zijn. Een goede anamnese is hierbij onmisbaar. Voor de behandeling heeft dit verder geen gevolgen, aangezien u bij een totaalbehandeling alle organen beïnvloedt.

3.5.2 DE BEGRENZING

De begrenzing van het hypofyse- en het epifysereflexgebied is, in geval van evenwichtig functioneren, niet waar te nemen. De tekening van de huidgroeven geeft wel aan waar het reflexgebied zich bevindt.

Zodra er echter sprake is van een duidelijke grens, duidt dit op een conditioneel aanwezige verzwakking van het orgaan. De kans op vage, wisselende klachten op geestelijk en/of lichamelijk gebied is echter vrij groot, omdat de hypofyse nauw betrokken is bij de eerste materialisering van geestelijke processen.

De aanwezigheid van een begrenzing van het reflexgebied van hypofyse en epifyse brengt in feite voordelen met zich mee. De verhoogde gevoeligheid zorgt ervoor dat u steeds geattendeerd wordt te leven naar uw persoonlijke harmonische impulsen. Negeert u de (in het begin) vage signalen, dan ontstaan er klachten op lichamelijk en/of geestelijk gebied. Veel mensen zien dit niet als een voor- maar als een nadeel. Zij zijn zover van hun wezenlijke oorsprong komen te staan, dat zij de (vage) signalen die het lichaam uitzendt niet weten te interpreteren. Hun gevoeligheid ervaren zij als lastig en nutteloos. Door beter te leren luisteren naar en te interpreteren wat er in de mens zelf speelt, verkrijgt men deze haarzuivere informatie, die te gebruiken is om (steeds) meer zichzelf te zijn. Dit maakt dat men zich rustiger en meer voldaan voelt.

3.5.3 BOBBELVORMIGE OF KIEZELACHTIGE STRUCTUUR ONDER DE HUID

Het kan zijn dat u uiterlijk geen afwijkende tekenen aantreft, maar bij het aftasten op een bobbelvormige of kiezelachtige structuur stuit. Dit duidt op een verminderd functioneren van de klieren. Met name het afscheiden van hormonen gaat met meer moeite gepaard. Het reactievermogen op binnenkomende prikkels loopt terug. Meestal vindt slechts de lichamelijke reactie op impulsen plaats, terwijl de geestelijke en energetische component achterwege blijven. Ter verduidelijking het volgende voorbeeld: de hypofyse geeft een hormonale prikkeling om de eicel te laten rijpen en de bevruchting en innesteling van de eicel voor te bereiden. De prikkeling stimuleert de hoogste creativiteit en het hoogste scheppingsvermogen van een vrouw. Als dit vermogen ontkend wordt en u slechts de lichamelijke kant van dit alles ondervindt, kan de terugkoppelende hormonale prikkel van baarmoeder en eierstokken naar de hypofyse versterkt worden. Op deze manier klaagt u uw eigen nood over het slechts gedeeltelijk omgaan met dit scheppende vermogen.

Wordt de hormonale prikkel gewaardeerd naar zijn wezenlijke aard en vindt hij bovendien zijn uitweg in andere dan lichamelijke scheppingsdrang (bijvoorbeeld het werken met kleuren, in bloemschik-

kunst, door te schilderen, boetseren en/of dansen), dan zal er sprake zijn van een evenwichtige hormoonafscheiding van hypofyse naar eierstokken en baarmoeder, en vice versa.
Soms is het masseren van deze bobbelvormige of kiezelachtige structuur pijnlijk. De gevoeligheid vraagt dan een extra voorzichtige behandeling.

3.6 Massage

De massage van deze reflexgebieden gebeurt meestal met de wijsvinger of de pink. U masseert rustig circulair, dertig tot zestig seconden. De massage dient rustig en vooral niet te indringend gegeven te worden. U beïnvloedt immers organen die in het lichaam een subtiele werking hebben.
Als het hypofysegebied pijnlijk is, masseert of vibreert u de zone zachtjes. Tast in zo'n situatie de overige delen van het bovenste kootje van de grote teen af om te kijken of er meer plekjes zijn die een zachte massage of vibratie kunnen gebruiken. Na de algehele massage kunt u deze behandeling eventueel herhalen.

Slijmvliezen van neus, keel, bijholten en voorhoofdsholte 4

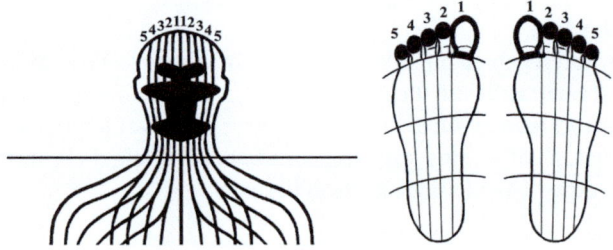

4.1 Anatomie

De buitenkant van de neus kent u als deel van het gezicht. Het inwendige deel staat in verbinding met de keelholte en wordt door het verhemelte gescheiden van de mondholte.

De lucht die u inademt komt over een drempeltje de beide neusholten in, en wordt daar meteen voor een deel gefilterd door korte haren, alvorens naar de keelholte getransporteerd te worden. De neusholten worden van elkaar gescheiden door het neusschot. De neus loopt tapsgewijs toe, zodat de inwendige delen beschermd liggen. In de neus vinden we verder de neusamandel en twee soorten slijmvlies. Het eerste voorin gelegen vlies bereidt de adem voor op verdere doorgang naar het lichaam. Terwijl het tweede, dat verder naar achter ligt, het reukorgaan bevat.

De keelholte bevindt zich achter in de mondholte en bestaat voor het grootste deel uit slijmvlies. Ook de keelamandelen hebben hier hun plaats.
De bijholten en voorhoofdsholte zijn open ruimten in het hoofd zelf. Deze zijn met slijmvlies bedekt. Er zijn meerdere ruimten te onderscheiden. De meeste ontwikkelen zich pas na het eerste levensjaar, als het hoofd uitgroeit.

4.2 Fysiologie

De neus bevat het reukorgaan, waarmee we verschillende geuren kunnen onderscheiden. Een andere taak van de neus is het voorbereiden (o.a. zuiveren en verwarmen) van de adem voor doortocht naar dieper in het lichaam gelegen organen. De neus- en keelamandelen zijn onderdelen van het lymfestelsel en bestaan dan ook uit lymfatisch weefsel. Ze zuiveren de lymfe uit neus-, keel- en oorgebied.
De keelholte dient in de eerste plaats als doorvoerkanaal voor adem en voedsel. Tussen de verbinding van keel en luchtpijp bevinden zich het strottenhoofd en de daaraan gehechte stembanden. Hiermee kan niet alleen de stem gevormd worden, maar ook wordt door deze organen de afsluiting van de keel naar de meer kwetsbare luchtwegen mogelijk.
De bijholten en voorhoofdsholte brengen de adem verder op temperatuur.

4.3 Symboliek

De neus is, symbolisch gezien, het eerste orgaan dat verantwoordelijk is voor de opname van lucht voor het levensbehoud. De opname van lucht gebeurt actief en selectief. Het actieve naar binnen halen van lucht komt door de werking van middenrif en longen. De neus heeft hierbij slechts een kanaalfunctie. Het selectieve element houdt in dat u, grotendeels onbewust, via het reukorgaan, het drempeltje aan het begin van de neus en de neusharen kunt waarnemen dat u iets onbruikbaars of levensbedreigends opneemt: 'U ruikt gevaar.' De neusamandel ondersteunt hierbij het drempeltje en de haren, door deze indrukken of stoffen tijdelijk op te nemen en te zuiveren.
Uit verschillende onderzoeken is gebleken dat geuren een belangrijke rol spelen bij het al dan niet aantrekkelijk vinden van mensen met

wie u omgaat. Seksueel gezien is het bijna een 'must' dat u uw partner aangenaam vindt ruiken. Hierdoor raakt u sneller opgewonden ter voorbereiding op de geslachtsgemeenschap.

De keel heeft uit symbolisch oogpunt twee functies. Ten eerste selecteert u hier of u de reeds ingenomen stoffen en indrukken verder wilt opnemen. U beslist of 'u iets wilt slikken' of niet. In geval van opname zullen de dieper in het lichaam gelegen en kwetsbare organen de stoffen en indrukken verder gaan ontleden. Het gaat hier dus om belangrijke keuzen.

De tweede functie is het uiten door middel van spreken, zingen, 'keel opzetten' enzovoort. De in de keelholte gelegen stembanden zorgen dat de mens 'spraakzaam' kan zijn en zich via deze weg verstaanbaar kan maken. Zoals de geslachtsorganen de kern van de onbewuste, driftmatige communicatie zijn, zo zijn de stembanden en de keel de kern van de bewuste communicatie.

De energiestroom gaat via onbewuste creatieve impulsen omhoog door het hart naar de keel. In het hart wordt de onbewuste stroom bewust verbonden met liefde. Deze energie stijgt verder op en wordt via de keel naar buiten gebracht. De keel is ook het centrum van bewuste creativiteit. Door de reactie van de omgeving op het uiten van uw creativiteit verandert u. Dit vindt zijn weerslag in uw inzicht, gedrag en energiestroom. Hierdoor verandert de relatie tot de instinctieve, creatieve impulsen van uw geslachtsorganen. Als u de energieverdeling tussen de keel en de geslachtsorganen zou meten, zou een fiftyfifty-meting ideaal zijn. Blokkeert u in een van beide polen de uiting, dan bent u niet meer in overeenstemming met uw eigen wezen. De energiebalans is verstoord en er zullen in het begin vage klachten en op den duur ernstige klachten ontstaan. Bij de keel kan dit uiteenlopen van spanning op de keel en het gevoel steeds iets weg te moeten slikken tot keelontsteking en stembandknobbels. Bij de geslachtsorganen uit zich dit in lichte klachten als witte vloed en vatbaarheid voor infecties, of zware klachten als kankergezwellen.

Bijholten en voorhoofdsholte zijn tijdelijke opslag- en verwarmingsplaatsen voor passerende lucht en de eerste subtiele indrukken die u opneemt. Houdt u de lucht en de indrukken te lang vast, dan ontstaat er irritatie en kunnen er ontstekingen optreden. Ook als u overladen wordt met prikkels van stoffelijke (bijvoorbeeld sigarettenrook) of niet-stoffelijke aard (bijvoorbeeld veel nieuwe gezichten tijdens een bijeenkomst), voelt u zich overspoeld en gaat uw lichaam in de verdediging. Dit laatste merkt u door een tijdelijk verhoogde uitscheiding, zoals

neusloop. De overmatige prikkels worden afgevoerd naar de buitenwereld. Een andere reactie kan een lokale temperatuursverhoging zijn, die de prikkels 'verbrandt' (bijvoorbeeld bijholteontsteking).
Om problemen met bijholten en voorhoofdsholte te voorkomen, is het belangrijk te zorgen voor een omgeving waarin u niet blootstaat aan méér indrukken dan u kunt verwerken. Heeft u de indrukken eenmaal opgenomen, dan kunt u de doorstroming op gang houden door deze tijdig los te laten voor verdere verwerking. In eerste instantie lijkt u niet bewust invloed te kunnen uitoefenen op dit proces. Door goed waarnemen kunt u er echter achter komen hoe u dit proces laat verlopen en ontdekken waarin u zo nodig iets kunt veranderen.

4.4 Plaatsbepaling

Door de nauwe verbinding tussen keel, bijholten, voorhoofdsholte en neus worden bij massage de bijbehorende reflexgebieden ook wederzijds beïnvloed.
De neus bevindt zich in de eerste zone. In overeenstemming daarmee vindt u de neusreflex terug in de eerste zone op de voet, en wel aan de zijkanten van de grote teen.
De keel bevindt zich net als de neus in de eerste zone. Het keelreflexgebied ligt in deze zone aan de basis van de grote teen, grenzend aan de zone van de tweede teen. Op deze hoogte vindt u ook het reflexgebied van de keelamandelen, namelijk het vlies tussen de grote en de tweede teen.
De bijholten en voorhoofdsholte bevinden zich in alle vijf zones in het hoofd. De reflexgebieden vindt u op de toppen en zijkanten van de bovenste kootjes van alle tenen.

4.5 Diagnostiek van de reflexgebieden

Als het neusreflexgebied erg gegroefd is, kunt u ervan uitgaan dat de slijmvliezen van de neus minder goed werken. Dit uit zich meestal in een verhoogde vatbaarheid voor bijvoorbeeld neusverkoudheid. Ook een verhoogde allergische reactie behoort tot de mogelijkheden. Overige conclusies worden getrokken nadat u de reflexgebieden van keel, bijholten en voorhoofdsholte bestudeerd heeft.
Het reflexgebied van de keel is normaal gesproken glad en elastisch van structuur en roze van kleur. Afwijkingen geven een indicatie over de conditie van de keelholte.

Is het keelreflexgebied erg gerimpeld, dan is de conditie van het keelslijmvlies teruggelopen. Het kan zijn dat er minder slijm geproduceerd wordt, waardoor er kriebelhoest of irritatie in de keel optreedt. Elasticiteitsvermindering geeft een week keelreflexgebied te zien. In dit stadium ondervindt de cliënt meestal geen klachten. Het is als het ware een waarschuwing, zodat men tijdig kan zorgen voor herstel van de keelfunctie. Belangrijk is dat u nagaat of dat wat de cliënt te slikken krijgt aan stoffelijke en niet-stoffelijke indrukken niet 'in het verkeerde keelgat schiet'.

Ook kunt u nagaan of de cliënt tijdig 'zijn mond opendoet' en zich uit over wat hem bezighoudt. Treft u deze signalen aan op de linkervoet, dan spelen deze processen zich af in de relationele sfeer. Op de rechtervoet weerspiegelen ze juist dat het zich afspeelt binnen praktische zaken, zoals werk, hobby of huishouden. De weke keelzone is eigenlijk een voorloper van het gegroefde reflexgebied.

Een te bleek keelreflexgebied duidt op een verminderde energietoevoer naar dit gebied en is te vergelijken met een week reflexgebied. Een te rood keelreflexgebied duidt op een verhoogde energietoevoer naar dit gebied. Er kan sprake zijn van intern verhoogde activiteit of van verkeerd stemgebruik. In het eerste geval kan zich dit uiten in irritatie, roodheid en gevoeligheid van de keel. Als deze situatie te lang aanhoudt, kan dat zelfs leiden tot een keelontsteking. De druk op de keel is te hoog. Door zich te uiten worden keel en stembanden ontlast. In het tweede geval drukt men zich te heftig uit en is er niet voldoende druk op de keel aanwezig. Hierdoor raakt de keel overbelast. Irritatie, keelontsteking of stemverlies kunnen optreden om de keel te helen.

De reflexgebieden van bijholten en voorhoofdsholte liggen op de toppen van de tenen, en zijn niet als zodanig te herkennen als kleur en structuur ideaal zijn. Pas bij afwijkende uiterlijke verschijnselen tekenen zij als apart gebied. Afwijkingen die u kunt aantreffen zijn: te bleek of te rood, ingevallen of een bobbelvormige structuur.

Bij te rode gebieden is de energietoevoer naar de slijmvliezen van de bijholten verhoogd en is er sprake van 'gemobiliseerde afweerkrachten'. Door een teveel aan binnenkomende (geurige) indrukken voelt de cliënt zich (onbewust) overspoeld en daardoor bedreigd. Men moet te veel energie spenderen aan het voorbereiden van die indrukken voor de verwerking elders in het lichaam. Dit kan klachten geven als verkoudheid, niesbuien en neusloop.

Bij te bleke reflexgebieden kunt u stellen dat bovenstaande situatie te lang heeft geduurd. Hierdoor vindt een omzetting plaats van verhoogde in verlaagde afweer. Het lichaam kan deze continue staat van paraatheid niet volhouden en verzwakt. Klachten die u kunt verwachten zijn bijvoorbeeld chronische verkoudheid met neiging tot voorhoofds- en bijholteontsteking, verhoogde vatbaarheid voor verkoudheden, alsmede allergische verschijnselen in het gebied van neus, voorhoofdsholte en bijholten.

Een ingevallen huid op de reflexgebieden van voorhoofdsholte en bijholten duidt op uitputting van het weefsel. Deze conditie is te vergelijken met de te bleke reflexgebieden. Alleen vindt bij deze tekening de uitputting al langere tijd plaats.

Een bobbelvormige of zelfs druppelachtige structuur op de bovenste teenkootjes geeft aan dat de cliënt steeds weer te lang bezig is met één gedachtepatroon of één probleem. De druppels tonen eigenlijk dat men op zichzelf gericht is. Er zit als het ware een verstopping in het denkproces en in het hoofd. Daardoor stagneert de doorstroming en kunnen nieuwe indrukken en gedachten niet meer naar binnen komen. Ook hier is weer goed na te gaan of men piekert over relationele (links) of praktische (rechts) zaken. Een chronische en/of steeds terugkerende voorhoofds- en bijholteontsteking is hiervan het gevolg. (Is men ook gevoelsmatig te lang bezig met hetzelfde proces, dan zal er in de dikke darm ook sprake zijn van verstopping.)

4.6 Massage

Massage van deze gebieden doet u als volgt:
- Wrijf de zijkanten van de tenen uit in de richting van de voet.
- Vorm met de ene hand een soort grijpertje dat de tenen een voor een 'uitknijpt' in de richting van de voet.
- Masseer de toppen van de tenen circulair, beginnend naast de grote teen tot en met de kleine teen.
- Masseer circulair het keelreflexgebied net op het overgangsgebied van grote teen naar de voet. U begint tussen de grote teen en de tweede teen en masseert in de richting van de wervelkolomreflex. Na de circulaire massage het gebied enkele malen uitstrijken.

Let bij de eerste drie grepen op de ondersteuning door de niet-masserende hand, zodat de tenen niet overmatig buigen of wegdraaien.

De ogen 5

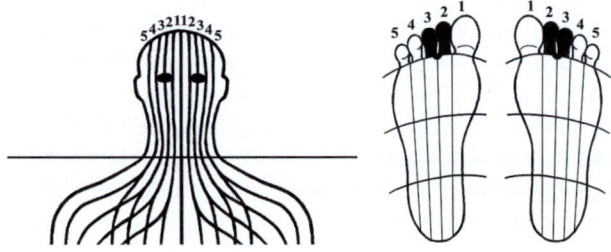

5.1 Anatomie

De ogen liggen net boven het midden van het gezicht aan de linker- en rechterzijde. De ogen zijn twee oogbollen die door hun specifieke anatomische bouw op hun plaats gehouden worden. De ogen staan in verbinding met spieren, vezels, bloedvaten en zenuwen. De oogbol zelf is te verdelen in een voor- en achterkamer. Beide delen hebben hun eigen functies.

De ogen bevatten een prikkelgevoelig mechanisme (de lens, de iris en het netvlies) dat beschermd wordt tegen de buitenwereld door het oogwit (een harde wand), het hoornvlies en een laagje vocht afgescheiden door de traanklieren, en als laatste door de oogleden.

5.2 Fysiologie

Met uw ogen kunt u kijken. Het eerste onderscheid dat u binnen de gezichtswaarneming kunt maken, is het onderscheid tussen licht en donker. Het tweede is de gevoeligheid voor kleuren. Voor het waarnemen van kleuren heeft men speciale kleurgevoelige zintuigcellen. De voor- en achterkamer hebben ieder afzonderlijke functies. De voorste oogkamer is het beeldvormende deel en ontvangt alle prikkels uit het gezichtsveld. De achterste oogkamer zet de gevormde beelden zo om dat men ze in de hersenen signaleert als die specifieke beelden. Vergelijk het met een camera (de voorste kamer) en daarachter gelegen de lichtgevoelige film (achterste kamer).

5.3 Symboliek

Klachten op ooggebied zijn meestal klachten op het terrein van 'iets niet onder ogen willen zien'.
Op de voeten treft u vaak een verschil tussen het linker- en het rechteroogreflexgebied aan. Het linkeroogreflexgebied vertegenwoordigt de aanleg; het rechteroogreflexgebied de conditie. Signaleert u een minder goed verloop van de oogreflex op de linkervoet (ten opzichte van de rechtervoet), dan heeft men de zwakke aanleg grotendeels overwonnen. Tevens is er een vergelijking mogelijk tussen gevoel (links) en praktisch veld (rechts). Zijn de linkeroogreflextenen groter dan de rechter, dan kan het ook zijn dat men situaties gevoelsmatig makkelijker onder ogen ziet dan bijvoorbeeld zaken betreffende het werk of de financiën. De tweede teen staat voor de manier waarop men naar zichzelf kijkt. De derde teen weerspiegelt de visuele gerichtheid op de buitenwereld.
In geval van bijziendheid kan men de beelden slechts van dichtbij waarnemen. Dit geeft een minder ruim opnamevermogen. Dit relatief kleine gezichtsveld leidt als het ware tot het-inzich(t)-zelf-opnemen-en-verwerken, ofwel tot zelfkennis.
Bij verziendheid kan men de beelden slechts van verder weg scherp waarnemen en schept men afstand tussen zichzelf en het beeld. Men gaat de confrontatie met het opgenomen beeld als het ware niet echt aan.

5.4 Plaatsbepaling

De ogen bevinden zich in de tweede en derde zone aan de linker- en rechterkant van ons gezicht. De oogreflexgebieden bevinden zich in de tweede en derde zone op de voet in het hoofdreflexgebied, dus op de tweede en derde teen op de linker- en rechtervoet.

5.5 Diagnostiek van de reflexgebieden

Of de ogen in aanleg (constitutie) en/of conditie zwakte vertonen, kunt u aflezen uit de hoogte van de aanhechting van het 'vlies' tussen de tweede en de derde teen. Het al dan niet openstaan voor nieuwe 'gezichtspunten' wordt gekenmerkt door het al dan niet gestrekt liggen van de tweede en derde teen.

5.5.1 DE HOOGTE VAN DE AANHECHTING

Als het vlies tussen de tweede en derde teen op de linkervoet hoog is (dit kan soms reiken tot het tweede kootje), dan zijn de ogen zwak in aanleg. Als het vlies op de rechtervoet ook hoog is, dan is deze zwakteaanleg tot uiting gekomen en zijn de ogen ook conditioneel zwak. Dit kan leiden tot zichtstoornissen en klachten zoals verstopte traanbuizen. Het is belangrijk dat de cliënt zich niet te erg vermoeit door zich te confronteren met zeer 'indringende beelden'. Door rekening te houden met zowel de hoeveelheid als de kwaliteit van de indrukken waarmee men zich confronteert, kunnen problemen met de verwerking voorkomen worden.

Als het vlies op de linkervoet laag en op de rechtervoet hoog is aangehecht, kunt u stellen dat men zichzelf het zicht 'belemmert' of 'laat belemmeren'. Het rechteroog is zwak.

5.5.2 HET OPENSTAAN VOOR NIEUWE INDRUKKEN

Het openstaan voor nieuwe indrukken via de ogen wordt gekenmerkt door het hebben van gestrekte tenen. Zodra de tweede en/of derde teen naar binnen of naar boven gebogen worden (respectievelijk klauwtenen en jubeltenen), is er sprake van moeite hebben met het zien van dingen zoals ze zijn.

Klauwtenen geven aan dat iemand niet meer wil of kan opnemen via de ogen. Hij beperkt zijn gezichtsveld, omdat hij wat hij ziet niet kan verwerken. Het is een afschermingsreactie. Meestal treedt dit op door gebrek aan inzicht.

Jubeltenen geven aan dat iemand zeer hebberig is naar indrukken via de ogen: de teen 'reikt uit', 'kromt zich' als een zendertje naar boven, om meer indrukken te kunnen opnemen.

Als de tweede teen groter is dan de grote teen, laat iemand zich leiden door de indrukken waarmee hij geconfronteerd wordt. In plaats van rust te nemen om zichzelf eens onder de loep te nemen, is men buitensporig gericht op alles om zich heen. Komt dit verschijnsel op de linkervoet voor, dan kunt u zeggen dat iemand van jongs af aan nieuwsgierig is, of overmatig gericht is op contact met andere mensen. Men is steeds uit op indrukken buiten zichzelf. Komt dit verschijnsel op de linker- én rechtervoet voor, dan kunt u stellen dat de aanleg zich uit in een blijvende trek of men staat overmatig open binnen het praktische (werk)veld. Afhankelijk van de staat van de verwerkingsorganen kunt u zeggen of deze levenshouding al dan niet te veel energie vergt van dit individu. Komt dit verschijnsel alleen op de rechtervoet voor, dan heeft men zijn behoefte aan nieuwe indrukken zelf ontwikkeld. Men is dus nieuwsgieriger geworden dan men in aanleg was. Deze teenstand treft men vaak aan bij 'laatbloeiers', die zich, nadat zij hun terughoudendheid of verlegenheid overwonnen hebben, laten drijven door wat het leven te bieden heeft.

5.6   Massage

Massage van deze gebieden kunt u als volgt toepassen:
- Wrijf de tweede en derde teen uit in de richting van het hart.
- Maak van de massagehand een soort 'grijpertje' en laat dit grijpertje van de top van de teen naar de basis al 'grijpend' naar beneden gaan.
- Knijp het vlies tussen de tweede en derde teen uit.

De oren 6

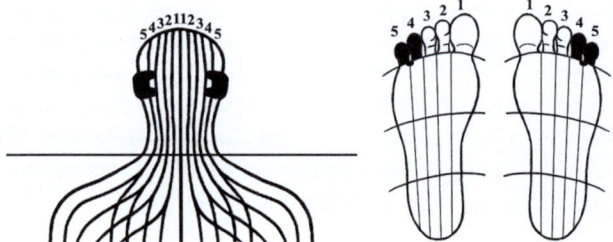

6.1 Anatomie

In het oor huizen het evenwichtsorgaan en het gehoorzintuig. Het oor bestaat uit drie verschillende delen, te weten:
- het uitwendige oor (de oorschelp en de uitwendige gehoorgang);
- het middenoor (de trommelholte en de oortrompet);
- het inwendige oor (een vliezig deel omgeven door rotsbeen).

6.2 Fysiologie

Naast het horen hebben de oren het handhaven van het evenwicht tot taak.

6.3 Symboliek

De oren zijn de zintuigen waarmee we kunnen horen en luisteren, zowel naar 'de innerlijke stem' als naar de geluiden die ons van buitenaf benaderen. Het linkeroor vangt geluiden op die inwerken op ons gevoel en staat tevens in verbinding met onze 'innerlijke stem'. Het rechteroor vangt geluiden op die inwerken op ons denken en onze praktische kant.
Gehoorstoornissen als demping of tussengeluiden duiden erop dat men zich afsluit voor geluiden die men niet horen wil of die men niet kan verdragen. Dit kan gaan van 'lawaai' in een werkomgeving tot ruzies of vermaningen thuis.

6.4 Plaatsbepaling

De oren bevinden zich links en rechts aan ons hoofd in de vierde en vijfde zone. De oorreflexgebieden vindt u op de vierde en vijfde teen aan de linker- en rechtervoet.

6.5 Diagnostiek van de reflexgebieden

De reflex van de oren wordt weerspiegeld in de vierde en vijfde teen. De vierde teen vertegenwoordigt hierbij het luisteren naar de innerlijke stem; de vijfde teen het ontvangen van buitenaf. Indien deze reflexgebieden eruitzien als gestrekt liggende tenen, met een gelijkmatig verloop van top naar basis, wijzen ze op een gezonde staat. De huid is roze en elastisch. De aanhechting dient te verlopen in een vloeiende lijn ten opzichte van de overige tenen. Afwijkende kleuren en vormen komen zeer veel voor.

6.5.1 ZWAKTE VAN DE OREN

Zwakte van de oren weerspiegelt zich in een hoog aanhechtingsvlies tussen de vierde en vijfde teen. Als dit vlies alleen op de linkervoet te zien is, dan zijn de oren in aanleg zwak en conditioneel goed. Is het vlies alleen op de rechtervoet te zien, dan is de conditie van de oren slecht, hoewel dit niet in de lijn der verwachting lag (de constitutie is immers goed). Wanneer de hoge aanhechting op beide voeten aangetroffen wordt, is er sprake van een algehele verzwakking van de oren (zowel in aanleg als in conditie).

6.5.2 HET OPENSTAAN VOOR INDRUKKEN

Het openstaan voor indrukken wordt gekenmerkt door gestrekte tenen. Vaak ziet u de vijfde en soms ook zelfs de vierde teen naar binnen buigen, dus naar de overige drie tenen toe. Dit verschijnsel is nog duidelijker te zien als de tenen zich onder elkaar lijken te verschuilen. Als dit verschijnsel op de linkervoet voorkomt, is er sprake van afsluiting voor informatie, omdat men die gevoelsmatig niet meer kan verwerken. Komt het op de rechtervoet voor, dan is er sprake van afsluiting voor informatie, omdat men deze binnen het denken geen plekje kan geven of er praktisch niet mee om kan gaan. In beide situaties doet men er goed aan geregeld in een rustige omgeving te vertoeven en tegenover alle als minder prettig ervaren geluiden prettige geluiden te stellen, zoals muziek en rustgevende geluiden uit de natuur.

Zijn de vierde en vijfde teen niet alleen naar de andere tenen gericht, maar is er bovendien sprake van kromming naar de grond, dan doet men er goed aan zich te concentreren op de innerlijke stem en deze gehoorzaam te volgen. Pas als men gehoor geeft aan datgene wat lichaam en geest ten goede zal komen, kan men weer 'een open oor hebben' voor nieuwe informatie.

Eeltplekken op de vierde en/of vijfde teen duiden op een versterking van de bescherming voor de buitenwereld. Het afsluiten voor geluiden kan gaan van lichte stoornissen tot totale doofheid. Het is dus zaak dat men zo vroeg mogelijk het afsluitingsproces tegengaat door ordening van reeds opgedane informatie, zodat men zonder enige terughoudendheid de geluiden tegemoet kan treden. Als de vierde teen aanmerkelijk afbuigt of er zelfs eeltafzetting op plaatsvindt, kan het ook zijn dat de cliënt last heeft van duizeligheid of evenwichtsstoornissen. Ook de ziekte van Ménière kan door dergelijke verschijnselen worden achterhaald.

6.5.3 TE ROOD OF TE BLEEK

Te rode oorreflexgebieden ofwel een rode vierde en vijfde teen duiden op een overmatige energietoevoer naar de oren. Het kost dan te veel energie om datgene wat men te horen krijgt te ontvangen en te verwerken. Men krijgt er letterlijk rode 'oorreflexgebieden' van! Te bleke oorreflexgebieden treft u zelden aan, omdat veel mensen in deze maatschappij het goed tot overmatig functioneren van hun zintuigen onmisbaar vinden om zich staande te houden.

6.6 Massage

De massage van de vierde en vijfde teen geschiedt op dezelfde wijze als de massage van de tweede en derde teen. Zie voor meer informatie paragraaf 5.6 'Massage' van de oogreflexgebieden.

De kaak en het gebit 7

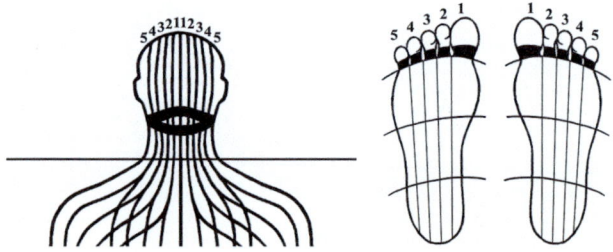

7.1 Anatomie

Rond de mond ligt het kaakgewricht, bestaande uit een bovenkaak en een onderkaak. De gewrichtsvlakken van het kaakgewricht veranderen door de jaren heen van vorm, omdat zij zich aanpassen aan de bouw van het gebit. Het gebit ligt in twee bogen op de boven- en onderkaak. Op iedere boog liggen zestien gebitsdelen: vier snijtanden, twee hoektanden, vier valse kiezen en zes echte kiezen.

7.2 Fysiologie

De kaak stelt de gebitsbogen in staat over elkaar heen te malen. Verder is de kaak betrokken bij het passief en actief openen van de mond. Het gebit stelt de mens in staat te bijten in bepaalde zaken en die zo nodig klein te malen voor verdere vertering.

7.3 Symboliek

De kaak is het gewricht dat symbool staat voor de wil en het doorzettingsvermogen die opgebracht kunnen worden. Dit gebeurt in samenspraak met het gebit. Het gebit geeft aan in hoeverre iemand in staat is 'zijn tanden te tonen' en 'zijn tanden ergens in te zetten'. De kracht waarmee iemand zijn tanden ergens in zet, wordt mede bepaald door de kracht van het kaakgewricht. De bouw en de sterkte van het gebit geven aan in hoeverre men in staat is van zich af te bijten, ofwel voor zichzelf op te komen en datgene te weigeren wat men niet binnen wil laten.

7.4 Plaatsbepaling

De kaak en het gebit liggen aan de onderkant van het gezicht in de eerste tot en met de vijfde zone. De reflexgebieden van de tanden en de kaak vindt u dan ook aan de onderkant van het hoofdreflexgebied in de eerste tot en met vijfde zone, dus op het onderste (eerste) kootje van alle vijf tenen op de rechter- en linkervoet.

7.5 Diagnostiek van de reflexgebieden

Aan het onderste kootje van de teen bevindt zich een deel van de kaak- en gebitsreflex. Normaliter is dit kootje roze en elastisch. Verder is belangrijk dat het zichtbaar is.

7.5.1 TE ROOD OF TE BLEEK REFLEXGEBIED
Een te rood reflexgebied van kaak en gebit duidt op een te grote energietoevoer in dit gebied. Het kan zijn dat er in het kaakgewricht of rond de tanden sprake is van irritatie of zelfs van een ontsteking. Symbolisch gezien vraagt men te veel energie om 'van zich af te bijten' of heeft men daarin al te veel energie gestoken.
Een te bleek reflexgebied van kaak en gebit duidt op een te geringe energietoevoer in dit gebied. Het kan zijn dat er sprake is van moeizamer functioneren van het kaakgewricht of van beschadigingen en/of afbreuk aan de tanden. Symbolisch gezien vraagt men te weinig energie om 'zich ergens in vast te kunnen bijten' en heeft men moeite met het uitdrukken van wat men graag wil. Ook kan vermoeidheid een rol spelen, omdat men het idee heeft gehad constant 'van zich af te moeten bijten' om zich staande te kunnen houden.

7.5.2 GESPANNEN EN GERIMPELD REFLEXGEBIED

Als het kaakreflexgebied te gespannen toont, is er vaak sprake van overmatige spanning in de kaak zelf. Behalve dat dit duidelijk zichtbaar is in het gezicht, ontstaan hierdoor soms ook klachten als tandenknarsen, kaakklem, moeite met kauwen en een verminderde doorbloeding waardoor uiteindelijk gebitsproblemen ontstaan. Bij kinderen kan deze verhoogde spanning ook moeite met praten opleveren. Hier ligt meestal onderdrukte boosheid aan ten grondslag.

In geval van een gerimpeld kaakreflexgebied is de spanning juist beneden peil. De energietoevoer is te gering en men kan zijn wilskracht niet mobiliseren. Op psychisch en lichamelijk vlak kan dit problemen geven met het doorbijten of fijnmalen van 'grote, harde of taaie' stukken. Klachten van de kaakspieren of van het gebit of tandvlees horen tot de mogelijkheden.

7.5.3 ZICHTBAARHEID VAN HET EERSTE TEENKOOTJE

Normaliter hoort u de eerste kootjes van de tenen te kunnen waarnemen. Dat geeft aan dat de opbouw van de kaak en het gebit krachtig is en de wilsontwikkeling tot uitdrukking kan komen. In een extreme verschijningsvorm kan dit duiden op drammerigheid en ten koste van 'alles' zijn wil/zin door willen drijven.

Vaak ziet u echter dat de eerste kootjes van de tenen als het ware 'verscholen' liggen in het overgangsgebied naar de voet. Dit weerspiegelt een minder goede opbouw van kaak en gebit en dienovereenkomstig ook een verbaal minder assertieve houding. Men past zich vlugger aan. Men doet eerder concessies. Hoe dieper de eerste kootjes zijn verscholen in de voet, hoe moeilijker men naar voren brengt wat men werkelijk wil.

7.6 Massage

Massage van deze reflexgebieden gebeurt op dezelfde wijze als in paragraaf 5.6 beschreven staat. Hierbij masseert u immers ieder deel van de tenen. Bij klachten in het gebied van de kaak en/of het gebit kunt u besluiten de massage van de tenen te herhalen na de totaalbehandeling. Pas daarbij wel op dat u geen overgedoseerde prikkel geeft!

8 De schildklier en de bijschildklieren

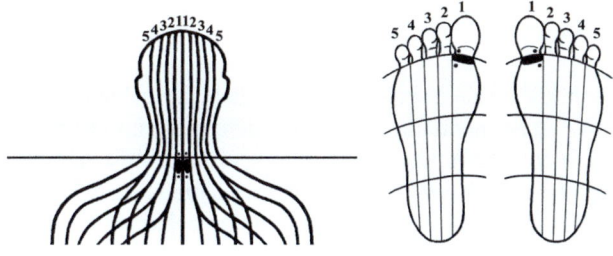

8.1 Anatomie

De schildklier kan achttien tot zestig gram wegen en heeft twee kwabjes die aan beide zijden van de luchtpijp liggen en door een kraakbeenbrug met elkaar verbonden zijn. Op iedere kwab vindt men twee lensvormige lichaampjes, de bijschildklieren. De bijschildklieren wegen dertig tot vijftig milligram en zijn ongeveer acht millimeter lang.

8.2 Fysiologie

De schildklier produceert verschillende hormonen:
a thyroxine en trijodothyronine;
b calcitonine.

De eerste beïnvloeden de celstofwisseling, stimuleren de groei en maken de organen gevoelig voor de werking van het sympathisch zenuwstelsel. Calcitonine laat de calciumspiegel in het bloed dalen en bevordert beenaanmaak. De bijschildklieren produceren het parathormoon, dat de verhouding tussen calcium en fosfor regelt. Deze twee stoffen spelen een belangrijke rol bij de ontwikkeling van de stevige delen van het lichaam, zoals tanden en botten. Onevenwichtig functioneren van de bijschildklieren geeft een verstoring in de afscheiding van het hormoon, dat een evenwichtige calcium-fosforverhouding handhaaft. Hierdoor treden er storingen op zoals botafbraak, calciumafzetting aan de binnenkant van de vaatwanden (aderverkalking) en verkalking van het skelet.

8.3 Symboliek

Zowel de schildklier als de bijschildklieren hebben invloed op de celstofwisseling en met name op de evenwichtige verhouding tussen calcium en fosfor, die van belang is voor de versterking van onze stevigheid. Vooral in de vroege levensjaren, als men nog volop in ontwikkeling is en de stevigheid vorm krijgt op lichamelijk gebied (botten en tanden) en op geestelijk gebied (de karakterontwikkeling), is een goede verhouding tussen calcium en fosfor in het lichaam onontbeerlijk. Symbolisch kunt u zeggen dat klachten die ontstaan door het onevenwichtig functioneren van de bijschildklier, klachten zijn op het gebied van de geestelijke en lichamelijke stevigheid die iemand toont.

8.4 Plaatsbepaling

De schildklier en de bijschildklieren liggen in de eerste zone aan beide kanten van de luchtpijp tussen keelgebied en borstkas. De reflexzones van de schildklier en de bijschildklieren vindt u in de eerste zone vlak onder de grote teen.

8.5 Diagnostiek van de reflexgebieden

De reflexgebieden van de schildklier en bijschildklieren tonen een optimale conditie als ze roze en elastisch zijn en de zone in verhouding een redelijk gebied bestrijkt.

8.5.1 TE ROOD OF TE BLEEK

Een te rood reflexgebied duidt op een teveel aan energie in dit gebied op de voeten en in de twee corresponderende organen. Het zou veroorzaakt kunnen worden door een te snelle werking van de schildklier en bijschildklieren, waardoor bepaalde hormonen meer afgescheiden worden en sommige lichaamsfuncties extra gestimuleerd worden. Dit kan klachten geven als gejaagdheid en innerlijke nervositeit, in ernstige gevallen put men zichzelf uit door overactiviteit.
Een te bleek reflexgebied duidt daarentegen op te weinig energie in de schildklier en bijschildklieren. Dit heeft tot gevolg dat beide een vertraagde werking hebben, waardoor bepaalde hormonen minder afgescheiden worden en sommige lichaamsfuncties vertraagd worden. Dit geeft klachten als vermoeidheidsverschijnselen, lusteloosheid en concentratiemoeilijkheden. In ernstige gevallen kan het juist een vertraagde stofwisseling te zien geven met een verminderde behoefte aan activiteit, waardoor vetzucht optreedt. Meestal gaat dit gepaard met onverschilligheid en een 'uitgeblust' gevoel.

8.5.2 TE HARD OF TE WEEK

Een te gespannen reflexgebied van de schildklier en bijschildklieren duidt meestal op een te hoge spanning en te grote energietoevoer naar de corresponderende organen. De situatie duurt echter al langer dan dat het te rode schildklierreflexzonegebied dat openbaart. De klachten komen wel overeen met de klachten beschreven in paragraaf 8.5.1.
Een te week reflexzonegebied duidt op een te lage spanning en een te geringe energietoevoer naar bijbehorende gebieden in het lichaam. Treft u een te week reflexzonegebied, dan is de situatie van vermoeidheid reeds langere tijd aan de gang. De klachten komen overeen met de klachten beschreven in paragraaf 8.5.1.

8.5.3 TE GROOT OF TE KLEIN

Een te groot reflexzonegebied van de schildklier en bijschildklieren toont een in ontwikkeling (linkervoet) en in conditie (rechtervoet) sterk orgaan. De eigenaar van dit reflexgebied zal niet snel uit z'n evenwicht te brengen zijn en is goed in staat onder stressvolle omstandigheden rustig te functioneren. Lichamelijk zult u een goed ontwikkeld en goed onderhouden gebit aantreffen, evenals een stevig botstelsel. Als het linkerreflexzonegebied groter is dan het rechter-, zal de cliënt gevoelsmatig stabieler zijn dan daadwerkelijk blijkt in de werksituatie of dagelijkse gang van zaken.

Een te klein reflexzonegebied toont een in aanleg (linkervoet) en in conditie (rechtervoet) zwak orgaan aan. In dit geval zal men er goed aan doen een rustig en evenwichtig leven te leiden en stressvolle situaties zoveel mogelijk te vermijden. Deze persoon zal zeer snel vermoeid en uitgeput raken, met de daarbij horende klachten als krampen, snelle spijsvertering, slapeloosheid, opgejaagdheid enzovoort. Zelfs als deze persoon leert omgaan met stress, zal hij gevoelig blijven voor onverwachte spanningen.

8.6 Massage

De massage van dit gebied begint aan de basis van de grote teen en wel tussen de grote en de tweede teen in. Vandaar uit masseert u circulair in de richting van de wervelkolomreflex, dus naar de binnenrand. Afhankelijk van de grootte van de zone behandelt u dit gebied in één of in meerdere banen. Steeds masserend van onder de scheiding tussen grote en tweede teen, naar de binnenrand. Als u dit enkele malen gedaan heeft, strijkt u het gebied zachtjes uit in dezelfde richting. Deze reflexgebieden nooit met kracht masseren. Het zijn immers reflexgebieden van hormoonklieren die niet (te) langdurig geprikkeld mogen worden. Deze subtiel werkende klieren behandelt u zachtjes, rustig en nooit lang achter elkaar. Het is beter ze regelmatig kort te behandelen.

9 De luchtwegen

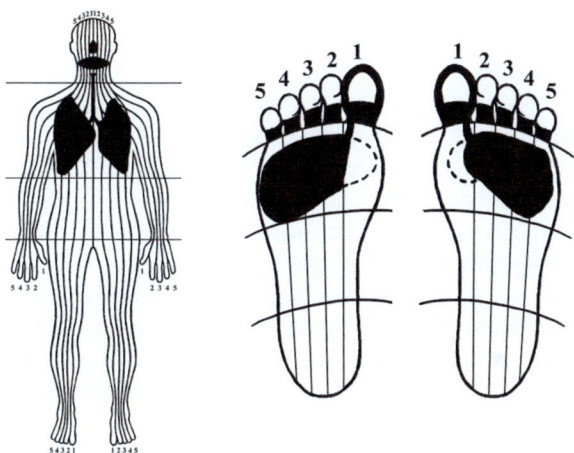

9.1 Anatomie

De luchtwegen bestaan uit verschillende onderdelen. Binnenkomende adem komt achtereenvolgens in neus-, mond- en keelholte, strottenhoofd, luchtpijp, bronchiën, bronchioli en alveoli. Over de laatste vier gaan we het hier hebben.
De luchtpijp wordt gevormd door 'bouwstenen' die door hun typische vorm de holte afbakenen en zorgen voor de nodige stevigheid. De pijp is zo'n tien tot twaalf centimeter lang. Ter hoogte van de vijf-

de borstwervel splitst deze pijp zich in twee hoofdtakken, die zich spoedig verder vertakken, waardoor de zogenoemde 'bronchiaalboom' ontstaat. Deze bronchiaalboom is onderdeel van de longen. Als het linkerreflexzonegebied groter is dan het rechter-, zal de cliënt gevoelsmatig stabieler zijn dan blijkt in de werksituatie of dagelijkse gang van zaken. De longen omvatten dus de bronchiaalboom en de zich vertakkende bronchiën, die ook bronchioli worden genoemd. Deze bronchioli hebben de grootte van ongeveer één millimeter. Zij splitsen zich ook weer op, namelijk in alveoli.

Iedere long wordt door diepe groeven in kwabben verdeeld. De rechterlong heeft meer ruimte in de borstkas en is ook groter. Hij heeft drie kwabben. De linkerlong is relatief kleiner en heeft twee kwabben. In grootte is de verhouding tussen de rechter- en linkerlong 4:3.

9.2 Fysiologie

De luchtpijp vormt de verbinding tussen de keelholte (het uitwendige deel) en de longen in de borstkas (het inwendige deel). De luchtwegen geven de mogelijkheid om te ademen. Ademen is in feite niets anders dan het opnemen van de benodigde zuurstof en het uitstoten van de afvalgassen van de assimilatie in het lichaam, namelijk koolzuur. In de alveoli vindt de uitwisseling plaats tussen zuurstofrijke lucht en koolzuurrijk bloed. De door het bloed opgenomen zuurstof wordt door het hele lichaam verspreid. Terwijl het door de longen opgenomen koolzuur via de overige onderdelen van de luchtwegen naar buiten wordt gebracht via de uitademing.

9.3 Symboliek

De luchtwegen zorgen voor de opname van frisse lucht voor lichaam en geest en voor de afvoer van reststoffen.

De luchtwegen behoren tot het bovenste deel van ons lichaam. Ze zijn nauw verbonden met het hart en de hersenen. Zij liggen in de denkpool van de mens en voorzien de hersenen van zuurstof om te kunnen blijven functioneren. Het hart is het belangrijkste gevoelsorgaan dat de mens kent. Juist dit primaire gevoelsorgaan ligt in de bovenste, verstandelijke pool (denk hierbij aan het yin-yang-symbool, waarin ook binnen het yin een yang-aspect aanwezig is en binnen het yang een yin-aspect). In de middelste pool, de gevoelspool, vindt u het grootste denk- en analyseersysteem in het lichaam, namelijk de dunne darm. (In de acupunctuur zijn de dunne darm [een yang-orgaan] en het hart [een yin-orgaan] nauw met elkaar verbonden.) De luchtwegen zorgen voor de uitwisseling tussen binnen- en buitenwereld, tussen gevoel en verstand, tussen voedende zuurstof en onbruikbaar koolzuur. Goed functionerende longen zorgen voor een soepel middenrif. Het geeft de flexibiliteit om over te schakelen, te wisselen van aandachtspunt; van binnen naar buiten en vice versa, van gevoel naar verstand en andersom.

De luchtwegen zorgen dat 'u zichzelf lucht geeft' en op zijn tijd 'uw hart lucht'. Hierdoor wordt voorkomen dat u zichzelf de adem te lang beneemt en er onvoldoende ademruimte is om te kunnen leven. Hoe meer zaken u benauwen, des te minder bent u in staat van het leven te genieten, waardoor u (letterlijk en figuurlijk) naar adem gaat snakken.

Een ruime ademhaling naar borst, flanken en buik geeft voldoende zuurstof om alle processen in lichaam en geest goed te laten verlopen. Niet alleen de geestelijke, luchtige processen krijgen dan voldoende grondstof om te kunnen voortgaan, ook de gevoelsmatige en lichamelijke verterings- en uitscheidingsprocessen krijgen voldoende zuurstof om te kunnen worden voortgezet.

Door de wederzijdse integratie van het geestelijke/spirituele (spiritus = geest, spirare = ademen) in het lichamelijke/stoffelijke, en omgekeerd, wordt de mens naar een hoger bewustzijnsniveau gebracht.

9.4 Plaatsbepaling

De luchtwegen kun je splitsen in een bovenste en een onderste deel. Het bovendeel bevindt zich in ons hoofd (neus, mond- en keelholte). Het onderste deel loopt via de hals naar de borstkas (luchtpijp, bronchiën, bronchioli en alveoli). Door de bouw van de luchtwegen vindt u ze terug in alle vijf de zones. Ditzelfde geldt voor hun reflexgebieden op de voeten.

9.5 Diagnostiek van de reflexgebieden

De bovenste luchtwegen zijn al zoveel mogelijk besproken bij de verschillende delen van het hoofd. Er volgt hier dus een uiteenzetting van de diagnostiek van de onderste luchtwegen. In het algemeen kunt u stellen dat de luchtpijp en de onderste delen van de longen roze en elastisch moeten zijn en voldoende ruimte op de voetzolen dienen in te nemen.

9.5.1 TE ROOD OF TE BLEEK

Te rode reflexgebieden duiden op een te grote energietoevoer naar dit gebied en naar de organen in het lichaam. Er wordt veel activiteit verricht. Dat kan bestaan uit een overmatig functioneren van het verstand, maar ook van de luchtwegen zelf.

Te bleke luchtwegreflexgebieden duiden op een te geringe energietoevoer en op weinig activiteit in de luchtwegen. Een bleek linkerlongreflexgebied treft u met name aan als iemand gevoelsmatig onvoldoende energie heeft om de ademruimte die hij kan innemen in te vullen. Bij een bleek rechterlongreflexgebied heeft iemand geen energie genoeg om op zijn 'werk' ruimte in te nemen.

9.5.2 TE HARD OF TE WEEK

Te gespannen reflexgebieden van de onderste luchtwegen duiden op een verkramping van dit gebied elders in het lichaam. Dit kan klachten geven als benauwdheid, angst, bedruktheid en depressiviteit.

Te weke reflexgebieden van de onderste luchtwegen duiden op een verwerking en verwijding van dit gebied elders in het lichaam. Met bijbehorende symptomen als verslijming, angst en ademhalingsstoornissen, ondanks voldoende ademruimte.

Er is een duidelijk verschil in de opbouw van de klachten van iemand met een gespannen reflexzonegebied en iemand met een te week reflexzonegebied.

De eerste persoon maakt zich als het ware hard en ontoegankelijk. Hij schermt zichzelf af door een pantser op te trekken om alle (bewust of onbewust) ervaren en gevoelde bedreigingen af te ketsen. Het gaat er hier niet om of deze persoon werkelijk bedreigd wordt. Hij voelt het zo, het is zijn werkelijkheid en daar reageert zijn lichaam op. Onbewust of bewust speelt angst een rol. Vragen die daarbij aan de orde komen, zijn bijvoorbeeld: 'Ben ik wel goed genoeg?', 'Mag ik wel zijn wie (zoals) ik ben?' en/of 'Houden ze wel van mij?'. Het zijn heel primaire levensangsten, die iemand ervan kunnen weerhouden het leven vrijuit te leven. Een sterke drang om te willen beheersen, te controleren en het leven hard te willen maken in feiten (verstandelijk proces) en verstarring, is het gevolg. Geestelijke groei wordt bereikt door angst om te zetten in vertrouwen in en overgave aan de eigen levensweg en het eigen potentieel. Lichamelijk kunt u dit ondersteunen met gerichte adem- en lichaamsoefeningen uit de bio-energetica, tantra en rebirthing.

De persoon met het te weke reflexzonegebied staat zozeer open voor indrukken dat hij totaal overspoeld raakt en het contact met de grond/aarde verliest. Men heeft als het ware onvoldoende afweerkrachten tegen de binnenstromende levensindrukken. Meestal gebeurt dit door een verhoogde productie van slijm. In principe is slijm een beschermende stof om de tere slijmvliezen te beschermen tegen invloeden van buitenaf. Een teveel aan slijm kan echter de opname van zuurstofrijke lucht (ernstig) belemmeren. Het is de kunst om een evenwicht aan te brengen tussen de hoeveelheid geestelijke en lichamelijke indrukken die men aangeboden krijgt en de hoeveelheid die men verwerken kan. Zo kan men de elasticiteit terugbrengen en de slijmproductie op een gezond niveau houden.

9.5.3 TE GROOT OF TE KLEIN

Te grote reflexgebieden van de onderste luchtwegen duiden op een groot volume van dit lichaamsdeel. Het duidt ook op een grote denkcapaciteit. Zolang de overige delen van de voet evenredig groot zijn, blijft er de mogelijkheid zich evenwichtig te manifesteren. Zijn de overige gebieden echter kleiner, dan doet men er goed aan daar bij de inrichting van het leven rekening mee te houden. Door bijvoorbeeld te kiezen voor een beroep waarbij het accent op het denken ligt, wordt er van het gevoelsmatige en daadkrachtige deel niet meer gevergd dan opgebracht kan worden.

U vindt vaker een groter luchtwegreflexgebied (conditioneel) op de rechtervoet dan op de linkervoet (constitutioneel). In het lichaam is de rechterlongkwab ook groter dan de linkerlongkwab. Symbolisch kunt u stellen dat bij de meeste mensen het verstandelijke deel in de loop van het leven ontwikkeld wordt. Als de rechtervoet echter een opvallend groter luchtweggebied vertoont, is er sprake van overwaardering van de verstandelijke kant van de mens. Meestal gaat dit gepaard met een roodheid in dit gebied. Ook kan het zijn dat het gevoelsmatige deel minder tot ontwikkeling is gekomen. Iemand kan dan bijvoorbeeld wel voor zichzelf opkomen in een werksituatie, maar niet binnen de thuissituatie. De ademruimte die iemand zichzelf geeft, is dan op het praktische vlak veel groter dan op het emotionele vlak.

Te kleine reflexgebieden duiden op een klein volume van de longgebieden. Treft u een klein longreflexgebied op de linkervoet aan, dan heeft u te maken met iemand die weinig ruimte inneemt in de privésfeer. Tevens is er een klein longvolume.

9.5.4 EELTAFZETTING EN GROEFVORMING

Eeltafzetting op het longgebied duidt altijd op afscherming. Het kan zijn dat er sprake is van littekenvorming, bijvoorbeeld na een longontsteking. Er kan ook sprake zijn van een verminderd ademhalingsvermogen bijvoorbeeld door een periode van langdurig hoesten of door emfyseem. Vindt u bij navraag echter geen bevestiging in deze richting, dan kunt u het op een andere manier interpreteren en stellen dat dit gebied minder toegankelijk is voor de luchttoevoer. Of de oorzaak hiervan in het lichamelijke of in het psychische vlak ligt, kunt u eventueel achterhalen door meer vragen aan de cliënt te stellen.

Groefvorming treft u meestal aan na een periode van slecht functioneren. Dit kan op lichamelijk vlak zijn, bijvoorbeeld in geval van ademnood, en op psychisch vlak in geval van angst om te ademen en te leven, dus in een periode van bedreiging.

De eeltvorming of groef kan de longzone in verschillende compartimenten verdelen. Ook in de ervaringswereld van de cliënt zijn er verschillende rollen die hij vervult. Het is voor hem echter zeer ingewikkeld de verschillende rollen te integreren. Zo kan hij bijvoorbeeld zijn vaderschap en partnerschap moeilijk combineren als de linkerlongreflexzone 'doorbroken' wordt door eelt of groeven en niet meer uit één stuk bestaat. Eelt- of groefvorming op de linkervoet weerspiegelt ook, dat hetgeen in het verleden een rol heeft gespeeld nog niet geheel verwerkt is. De conditie hoeft hierdoor niet beïnvloed te zijn. Als echter ook op de rechterlongreflexzone sprake is van eelt- of groefvorming, dan heeft dat wat zich heeft afgespeeld nog steeds invloed op de manier waarop de cliënt zijn ademruimte inneemt. De ademruimte op praktisch vlak is 'doorkliefd' en toont de onmacht verschillende rollen binnen het werk te integreren. Zo zal een manager bijvoorbeeld moeite kunnen hebben met het combineren van verschillende functies. Zolang ze naast elkaar bestaan, gaat het goed, maar wordt er van hem verwacht dat hij deze functies onder andere omstandigheden bij elkaar brengt, dan ontstaat er verwarring binnen zijn functioneren.

Vindt u slechts op de linkervoet eelt- en/of groefvorming, dan is dat wat in het verleden heeft gespeeld toch nog niet verwerkt, hoewel de conditie goed is.
Vindt u echter op de linker- en rechtervoet eelt- en/of groefvorming, dan is de conditie nog niet optimaal en zal er lichamelijk en/of psychisch het nodige hersteld moeten worden.
Eeltafzetting en/of groefvorming alleen op de rechtervoet duidt op een vrij recent proces, waarvan de verwerking niet volledig is voltooid.

9.6 Massage

Massage van de bovenste luchtwegen gebeurt tijdens de massage van de overige reflexgebieden van het hoofd, die in de tenen zijn terug te vinden. Massage van de reflexgebieden van de onderste luchtwegen geschiedt circulair, beginnend bij de luchtpijpzone. Deze zone begint tussen de grote en de tweede teen, naast de zone van schildklier en hart. Rustig circulair masseren van boven naar beneden. Daarna rustig uitstrijken. De massage van de longgebieden geschiedt ook circulair. Nu maakt u banen vanaf de luchtpijpzone onder de schoudergordel door naar de buitenrand van de voet. Steeds een baan lager masseren. Deze massage mag langdurig en krachtig uitgevoerd worden, maar dit is niet noodzakelijk. Na de circulaire massage volgt ook hier het uitstrijken.

Het hart

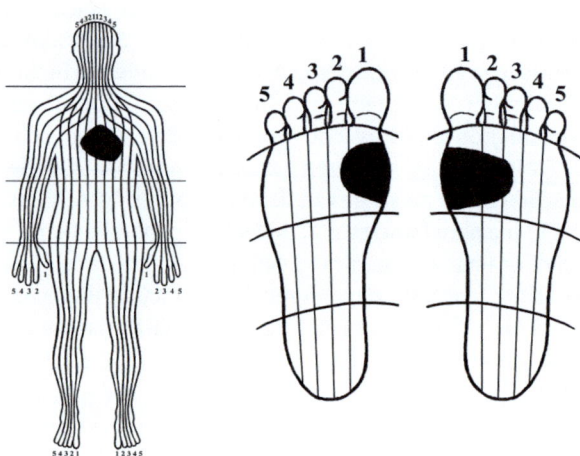

10.1 Anatomie

Het hart is te verdelen in een rechter- en linkerkant. Zowel de rechter- als de linkerkant bestaat uit twee delen, namelijk een boezem en een kamer. De rechterboezem en de rechterkamer zijn betrokken bij wat men noemt de kleine bloedsomloop. De linkerboezem en de linkerkamer zijn betrokken bij de grote bloedsomloop.
Tussen de rechter- en de linkerzijde van het hart staat een scheidingswand. Zo'n scheidingswand treft men ook aan tussen de kamer

en de boezem (aan beide zijden), alleen is er hier een 'regelbare' opening in de vorm van een klep. Deze klep voorkomt dat het bloed vanuit de kamer terugvloeit naar de boezem. Het terugstromen van bloed vanuit de bloedvaten naar de kamers wordt ook door kleppen tegengegaan.
Het hart wordt omgeven door een vlies (pericard), ook wel hartzakje genoemd. Dit vlies wordt door een met vocht gevulde ruimte van het hart gescheiden.

Het hart zelf bestaat uit drie lagen:
- de binnenste laag = het endocard: de 'binnenbekleding';
- de middelste laag = het myocard: spierweefsel;
- de buitenste laag = het epicard: een bindweefsellaag.

Aan de bovenkant van het hart gaan het epicard en het pericard in elkaar over. Van oorsprong vormen het epicard en het pericard een vlies. Het epicard ligt meer aan de binnenzijde van de hartwand en het pericard aan de buitenzijde.

10.2 Fysiologie

Het hart pompt het bloed door het lichaam. Vanuit de longen wordt het zuurstofrijke bloed naar de linkerboezem gevoerd. Vanuit de linkerboezem gaat het bloed naar de linkerkamer om vervolgens via de aorta het lichaam doorgepompt te worden. Het lichaam wordt van zuurstofrijk bloed voorzien via het slagadersysteem. De grote slagaders vertakken zich door het lichaam. Hun afmeting en diameter worden steeds kleiner. In de kleinste bloedvaten (dit noemt men ook wel de haarvaten) vindt de uitwisseling plaats van zuurstofrijk en koolzuurrijk bloed. Deze haarvaten verzamelen zich en gaan over in de aders. De aders brengen het zuurstofarme bloed naar de rechterboezem. Van daaruit gaat het zuurstofarme bloed naar de rechterkamer en vervolgens via de longslagader naar de longen. Hier vindt de gaswisseling plaats met de ingeademde zuurstofrijke lucht. De zuurstof wordt opgenomen in het bloed en het koolzuur wordt afgegeven aan de longen, die deze gassen uitscheiden. Het zuurstofrijke bloed wordt door de longader naar de linkerboezem gevoerd enzovoort.

10.3 Symboliek

Het hart is verantwoordelijk voor de doorstroming van het bloed in ons lichaam. Het gaat hierbij om de voorziening van zuurstofrijk bloed voor gebruik en de afvoer van koolzuurrijk bloed. Het hart neemt hierdoor in de levensprocessen van het lichaam een centrale plaats in. Dit geldt zowel voor de fysieke als voor de gevoelsmatige processen. In het hart zetelt ons 'diepste wezen', onze ziel; hier bevindt zich de 'kern'. In deze kern worden alle gevoelens geregistreerd en beleefd. Door het ervaren van levensvreugde en positieve liefdesuitingen (warmte geven en ontvangen, knuffelen, vrijen, en dergelijke) wordt ons hart gevoed. Het gaat ervan open. We voelen ons goed. Terwijl negatieve liefdesuitingen (jaloezie, hebzucht, wrok, haat en dergelijke) een optimale hartconditie in de weg staan, waardoor er op den duur ook lichamelijke afwijkingen geconstateerd kunnen worden.

Mensen met hartklachten zijn meestal het evenwicht tussen gevoelsmatig en verstandelijk functioneren kwijt. Dat wat ze werkelijk voelen, is misschien niet altijd even 'verstandig' en wordt daarom genegeerd. Negeren betekent echter niet dat het er niet meer is! Het gevoel laat zich niet continu verdrukken en zal op een gegeven ogenblik naar 'buiten komen'. Soms met een enorme klap, zoals bij een hartinfarct. Meestal is dit het gevolg van een langdurig overheersen van de verstandelijke zijde van de mens. Het gevoel is als het ware de dupe geworden van een zeer verstandelijke levensinstelling.

Een hartinfarct kan ook het gevolg zijn van een chronische overbelasting op gevoelsmatig terrein. Men geeft, en geeft, en geeft, tot er niets meer te geven valt. In beide gevallen doet men er goed aan te relativeren en het samenwerkingsverband tussen gevoel en verstand te herstellen.

Minder hevige klachten zoals hartkloppingen, overslaan van het hart en kramp op de borst kunt u zien als signalen die erop wijzen dat er te weinig vanuit het hart gehandeld wordt.

10.4 Plaatsbepaling

Op de verticale lijn ligt het hart ter hoogte van het midden van de borstkas. Op de horizontale lijn ligt het iets uit het midden, aan de linkerzijde. Deels bevindt het hart zich echter ook aan de rechterkant in de borstkas. Het hart vindt u links in de eerste, tweede en derde zone en rechts in de eerste en tweede zone terug. Op de voeten vindt u het hartreflexgebied op de linker- en rechtervoetzool terug en wel op de bal van de voet. Rechts in de eerste twee zones, links ook in de derde zone.

10.5 Diagnostiek van de reflexgebieden

Het hartreflexgebied toont optimaal als het roze en elastisch is en voldoende ruimte inneemt. Verder dient er geen eeltafzetting en/of groefvorming te zijn.

10.5.1 TE ROOD OF TE BLEEK

Een te rood hartreflexgebied duidt op een te grote energietoevoer naar het hart. Dit gaat meestal samen met een verhoogde activiteit in het orgaan. Verhoogde activiteit kan gevraagd worden op momenten dat men onder 'spanning' werkt of veel indrukken tegelijk te verwerken heeft. Als deze situatie kortstondig bestaat, kan het voor het hart geen kwaad en zal de balans zich na de stressvolle periode herstellen. Duurt de situatie echter langer dan men verdragen kan, dan krijgt men lichamelijke signalen als hartkloppingen, een gevoel van gejaagdheid, een druk op de borst. Duurt de situatie dan nog voort, dan zal men ernstiger klachten kunnen verwachten.

Een te bleek hartreflexgebied duidt op een te geringe energietoevoer naar het hart. Dit kan een aangeboren zwakte zijn. (Dan is dit verschijnsel alleen op de linkervoet te zien.) Het vraagt bewuste aandacht om in contact met uw gevoel te blijven en te handelen. Alert zijn op de balans tussen geven en nemen zorgt ook lichamelijk voor een evenwichtige doorstroming van het bloed. Is de bleekheid ook op de rechtervoet te constateren, dan heeft de constitutionele zwakte zich omgezet in een conditionele zwakte.

Treft u alleen op de rechtervoet een bleek hartreflexgebied aan, dan is er meestal sprake van uitputting. Als de bleekheid gepaard gaat met weekheid is de conditie zelfs slecht te noemen en doet de cliënt er goed aan zichzelf in acht te nemen. Waardevolle adviezen die u kunt geven liggen in de richting van gezonde, voor die persoon passende voeding, voldoende rust, veel ontspannen en gezellige dingen doen. Verder dienen stressvolle situaties zoveel mogelijk vermeden te worden en kan er een manier gezocht worden om de gevoelens te uiten, bijvoorbeeld via knuffelen, schilderen of boetseren.

10.5.2 TE HARD OF TE WEEK

Een te hard hartreflexgebied duidt op een verhoogde spanning in het gebied van het hart. Dit kan een teken zijn van langdurige overbelasting, waarbij men zijn balans heeft gevonden in een ongezond spanningsveld. Schijnbaar kan men alles goed aan, maar als u wat dieper kijkt, komt u tot de conclusie dat het verwerkingsproces eenzijdig is (vaak is er voornamelijk een verstandelijke verwerking, waardoor men denkt de zaken ook gevoelsmatig op een rijtje te hebben). Men wil er gevoelsmatig minder mee geconfronteerd worden en schermt zichzelf af door een muur (van verhoogde spanning) op te trekken. Deze verhoogde spanning kan tijdelijk zeer nuttig zijn. Op de lange duur zal het lichaam deze extra inspanning echter niet meer kunnen opbrengen en zal 'de muur in elkaar storten'. Hierdoor wordt de cliënt met zijn gevoelens geconfronteerd. Er zal dan bijvoorbeeld sprake zijn van gevoelens van lichamelijke en geestelijke zwakte, of van afhankelijkheid en het (tijdelijke) gevoel 'het' niet meer allemaal alleen te kunnen.

Leren zich over te geven en vertrouwen te hebben op geestelijk gebied zijn belangrijke processen om te helen. Voor men aan helen toe is, hebben zich vaak al minder ernstige klachten in dit gebied aangediend, bijvoorbeeld gejaagdheid, pijn op de borst, angst, kortademigheid en stuwingsverschijnselen in de borst en naar het hoofd. Het is dus zaak deze signalen serieus te nemen en te behandelen, voordat er zich ernstiger klachten voordoen.

Een te week hartreflexgebied duidt op een verlaagde spanning in het gebied van het hart. Hierbij is er eigenlijk geen afweer tegen gevoelens van binnenuit en van buitenaf. Men voelt zich vaak overspoeld op het gebied van 'lief moeten zijn voor...', 'medelijden hebben met...', 'zorg moeten dragen voor...' enzovoort. Als de cliënt diep in zijn hart kijkt, kunnen deze gevoelens voor de ander niet meer opgebracht worden. Het is allemaal te veel (geweest). Zaak is dat hij nu in eerste instantie voor zichzelf gaat zorgen, van zichzelf gaat houden, lief is voor zichzelf en zich minder afstemt op de ander. Pas als iemand van binnenuit voelt dat hij kan en wil geven en/of helpen, 'moet' het niet, maar 'mag' hij hieraan toegeven. Zolang de cliënt nog handelt 'omdat het moet', 'omdat het zo hoort' of 'omdat het altijd zo gedaan is', put hij zichzelf uit. De balans tussen geven en ontvangen is verstoord. Bij ontvangen komt er dan ook veel angst naar boven. Ontvangen vraagt immers overgave en vertrouwen. Als

de cliënt zich gedurende een lange periode hoofdzakelijk met geven heeft beziggehouden, zal het enige tijd en oefening vergen alvorens hij zich met hart en ziel durft over te geven.
Lichamelijk kunt u de volgende klachten verwachten: gejaagdheid, hoge bloeddruk, pijn op de borst en hartkloppingen. Geeft men geen gehoor aan deze waarschuwingen, dan zullen de signalen sterker worden. Met alle gevolgen van dien.

10.5.3 TE GROOT OF TE KLEIN

Een relatief groot hartgebied op de linkervoet geeft aan dat de cliënt een groot gevoelsmatig vermogen heeft en makkelijk komt tot liefhebben, zorg dragen voor, medelijden hebben met. We zeggen: 'Zo'n mens heeft een groot hart.' Vindt u deze tekening ook op de rechtervoet terug, dan treedt de cliënt nog steeds in openheid de wereld tegemoet en verspreidt hij warmte en liefde om zich heen. Vindt u het teken alleen op de rechtervoet terug, dan kan het duiden op een ontwikkeling om vanuit zijn gevoel in de wereld te staan. Het kan ook te maken hebben met een fysieke vergroting van het hart in de loop van het leven. Dit wordt 'een sporthart' genoemd en geeft zelden klachten.

Een relatief klein hartgebied op de linkervoet geeft aan dat de cliënt niet makkelijk met zijn gevoel omgaat. Met zijn hart open relaties aangaan is niet zijn sterkste punt. Tevens is het belangrijk dat men rekening houdt met de tijd en ruimte die het verwerken van gevoelens vergt. Indien men leeft naar zijn vermogen zijn er weinig klachten te verwachten.

Treft u alleen op de rechtervoet een relatief klein hartgebied aan, dan is het vermogen om met zijn hart in zijn werk te staan minder aanwezig. De cliënt staat óf niet in contact met zijn wezenlijke gevoel, óf handelt hier niet naar. Men heeft (bewust of onbewust) andere drijfveren. Het wezenlijke van de mens laat zich echter niet verloochenen en zal te zijner tijd weer van zich laten horen. Dit kan met vage klachten beginnen: vermoeidheid, af en toe hartkloppingen (met name in rust), gepaard gaande met gevoelens van ontevredenheid en onbevredigd zijn. Hoe langer de situatie duurt, hoe directer de klachten.

10.5.4 EELTAFZETTING EN GROEFVORMING

Eeltvorming op het hartreflexgebied duidt op afscherming van gevoelens. Dit kan te maken hebben met onverwerkte emoties. Treft u dit alleen links aan, dan heeft de cliënt zich al vroeg in zijn jeugd gevoelsmatig afgeschermd. Zonder gevoelsmatige betrokkenheid in de wereld staan maakt dat men geen werkelijk emotionele verbinding aangaat. Dit leidt op den duur tot gevoelens van isolatie en eenzaamheid. Als de eeltvorming ook rechts voorkomt, staat de cliënt tot de dag van vandaag op deze manier in het leven. Alleen eeltvorming op de rechtervoet geeft aan dat men huidige emoties niet optimaal verwerkt. Gevoelens krijgen niet de aandacht en ruimte die nodig zijn. Hieruit voortvloeiende klachten zijn bijvoorbeeld hoge bloeddruk, hartkloppingen, gejaagdheid en benauwdheid.

Groefvorming is een teken van een traumatische ervaring. Kan de emotionele belemmering bij eeltvorming vrij oppervlakkig zijn, bij groefvorming is er vaak sprake van een diepere emotionele blokkade. Ver weggestopt leed. Alleen links een groef in het hartgebied geeft aan dat de cliënt al vroeg een emotionele knauw heeft gekregen en deze nog niet heeft verwerkt. De conditie van het hart is goed. Vindt u alleen op de rechtervoet een groef in het hartreflexgebied, dan heeft men zijn 'hartenpijn' recentelijk opgedaan en is het leed nog niet verwerkt.

Net als bij longreflexzones, die verdeeld kunnen worden in verschillende compartimenten, kunt u dat bij het hartreflexgebied ook aantreffen. Bij het hart heeft de verdeling in compartimenten te maken met een verdeling van de verschillende gevoelslagen die iemand met betrekking tot een bepaalde situatie kan ervaren.

10.6 Massage

Massage van het hartreflexzonegebied geschiedt weer in banen. U begint onder het schildklierreflexgebied en masseert in de richting van de binnenrand. De massage is dit keer niet circulair, maar u vibreert de zone stukje voor stukje op een rustige manier. Als u dit enkele malen heeft gedaan, strijkt u het gebied baan voor baan uit. Masseer het hartgebied altijd rustig en bedachtzaam. Houd goed contact met de cliënt. Vraag regelmatig hoe hij zich voelt.

Massage van het hartgebied op de hierboven beschreven manier is absoluut ongevaarlijk. Cliënten met hartklachten kunt u op deze manier dan ook rustig masseren. Als de cliënt een gevoel van spanning aangeeft, stopt u met masseren. De prikkel is dan te indringend. Verdwijnt de spanning, dan is de massage zeer geschikt om een gezondere balans op te bouwen. Door korter en (nog) minder intensief te behandelen, zal de massage helend werken. Blijft het gevoel van spanning echter bestaan, stop dan met masseren, stel de cliënt gerust en adviseer hem bij de huisarts langs te gaan voor een algemeen onderzoek. In dit geval zeker niet verder masseren.

De maag 11

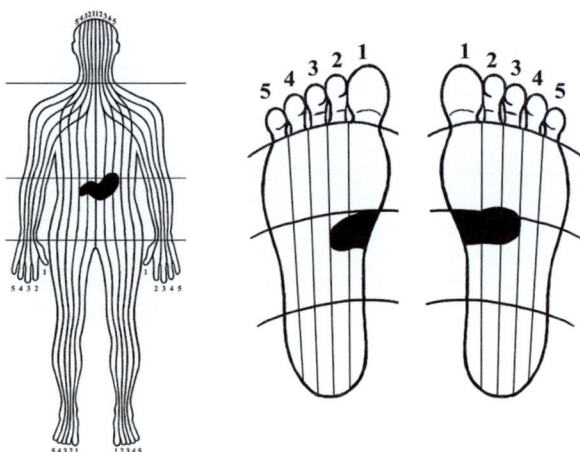

11.1 Anatomie

De maag is onderdeel van het spijsverteringskanaal. Ingenomen voedsel blijft enige tijd (twee tot vijf uur) liggen in deze zakvormige verwijding, die zich bevindt tussen slokdarm en dunne darm. De overgang van slokdarm naar maag wordt ook wel 'cardia' genoemd. Voedsel komt de maag binnen door de maagopening, terwijl de uitgang wordt gevormd door een kringspier oftewel 'pylorus'. De maag is verder opgebouwd uit verschillende weefsels, te weten een slijmvlieslaag, drie verschillende spierlagen en zenuwweefsel.

11.2 Fysiologie

In de maagwand liggen cellen die verantwoordelijk zijn voor de productie van maagsap. Dit maagsap bevat zoutzuur, pepsinogeen (een enzym om eiwitten af te breken) en slijm. De afscheiding van zoutzuur en pepsinogeen hangt zowel samen met het volume van de voedselopname als met de chemische prikkeling die van het voedsel uitgaat. Zoutzuur en pepsinogeen spelen een rol bij de voedselvertering. De afscheiding van slijm is vrijwel constant. Het slijm heeft twee functies, namelijk:
- de maagwand beschermen tegen de indringende werking van het maagzuur;
- vergemakkelijken van transport, een zogenaamd doorglij-effect.

Samengevat zorgt de maag voor:
- tijdelijke opslag van relatief grote hoeveelheden voedsel om overbelasting van de dunne darm te voorkomen;
- een groot deel van de eiwitvertering;
- vorming van de zogeheten 'intrinsieke factor' (stoffen die de opname van vitamine B12 mogelijk maken);
- reflexwerking in geval van nood: afvoer van te veel lucht door middel van boeren, afvoer van te veel of verkeerd voedsel door middel van braken;
- transport naar de dunne darm.

11.3 Symboliek

De maag is het orgaan dat de opgedane indrukken moet gaan verwerken. Dit geldt zowel voor stoffelijke als niet-stoffelijke indrukken. Als u heeft uitgemaakt of u iets wilt slikken, komt het voedsel in de maag voor vertering. De kunst is dus de juiste hoeveelheid op te nemen, zodat het niet te zwaar op uw maag gaat liggen. Dit kunt u bereiken door uw onderscheidingsvermogen zo goed te trainen, dat u intuïtief weet of u iets wel of niet tot u kunt nemen.
Stofwisseling is een woord dat te ontleden is in 'stof' en 'wisseling', ofwel 'van stof wisselen'. Het van stof wisselen gebeurt op geestelijk

en lichamelijk niveau. Op geestelijk niveau betekent dit de verwerking van alle opgedane 'denkstof'. U neemt bijvoorbeeld indrukken en leerstof op en verwerkt deze. Alles wat u geestelijk opneemt, slaat u op in uw geheugen. Het benodigde en toepasbare 'materiaal' ligt als het ware vooraan en kan gebruikt worden wanneer dat nodig is. Het onbruikbare 'materiaal' slaat u achteraf op, zodat het buiten uw bewustzijn valt en afwezig lijkt.

Zo'n opslagruimte kan voor tijdelijk gebruik nuttig zijn. Hij kan echter ook gebruikt worden om datgene wat u niet wilt verwerken uit de weg te ruimen. U stelt de vertering als het ware uit. Doet u dit te vaak, dan kan de opslagruimte overvol raken en bent u genoodzaakt eerst te verwerken wat u reeds had opgenomen, voordat er nieuwe indrukken bij kunnen. U zou dit verschijnsel ook 'geestelijk overspannen' kunnen noemen.

Hierboven hebben we het gehad over de geestelijke vertering. Dit proces is ons minder vertrouwd dan de lichamelijke vertering. Bij dit laatste kunnen we het woord 'stof' vervangen door 'voedsel'. Voedsel is een van de primaire levensbehoeften van de mens. Het dient als bouwstof om uw lichaam op te bouwen en in stand te houden, en als brandstof om te kunnen bewegen en dingen te ondernemen. Het voedsel dat u tot zich neemt, bestaat niet alleen uit bouw- en brandstoffen. Er zijn delen van het voedsel die niet verteerd kunnen worden, zoals voedingsvezels uit volkorenproducten. Er zijn ook stoffen die na de vertering van het voedsel ontstaan, de zogenoemde restproducten. Deze restproducten zijn voor het lichaam nutteloos en worden normaliter uitgescheiden via transpiratievocht, urine, ontlasting en traanvocht.

De stofwisseling kost de mens energie, maar levert uiteindelijk meer energie op. Als u in staat bent de juiste voedingsmiddelen in de juiste hoeveelheden tot u te nemen, zul u geen moeite hebben met verteren. Het lichaam zal voldoende stoffen hebben voor opbouw, onderhoud en energievoorziening en het zal weinig hoeven uit te scheiden. Is er echter sprake van een te grote hoeveelheid, dan zal het lichaam veel energie nodig hebben voor de vertering. Nogal wat vrijgekomen stoffen zullen niet direct bruikbaar zijn. Het lichaam wordt gedwongen een oplossing voor dit overschot te zoeken. Meestal worden deze stoffen omgezet in een vorm die in het lichaam opgeslagen kan worden, bijvoorbeeld als vet. Deze opgeslagen stoffen kunnen gebruikt worden in een toestand van schaarste. In onze westerse maatschappij komt deze toestand van schaarste nauwelijks voor. Desondanks hebben de meeste mensen een behoorlijke hoeveelheid reservestoffen in het lichaam.

Het opnemen van een te grote hoeveelheid voeding resulteert niet alleen in de noodzakelijke opslag van reservestoffen. Uit een grotere hoeveelheid voedsel komt ook een grotere hoeveelheid restproducten voort. Deze overmaat aan restproducten dient te worden uitgescheiden. In eerste instantie worden de uitscheidingsorganen gestimuleerd tot grotere activiteit. Als deze situatie echter te lang gaat duren, raken de uitscheidingsorganen 'vermoeid' en zullen er steeds meer restproducten achterblijven in het lichaam. Deze stoffen blijven in het bloed 'wachten' tot ze wél uitgescheiden kunnen worden. Komen er zoveel stoffen in het bloed dat een goede doorstroming wordt belemmerd, dan worden ook de restproducten opgeslagen. Deze opslag kan plaatsvinden in weefsels die makkelijk en goed doorbloed worden, bijvoorbeeld spierweefsel. In een later stadium worden ook stoffen afgezet in de gewrichten. Het lichaam zal deze opgeslagen restproducten slechts dan uitscheiden wanneer de lichamelijke toestand zich daarvoor leent. Als u de uitscheidingsorganen blijft belasten met meer restproducten dan zij kunnen verwerken, zal de hoeveelheid opgeslagen restproducten niet verminderen maar zelfs toenemen.

Door te vasten of dieet te houden, door gebruik van kruiden, van homeopathische middelen, maar ook door watertherapie (zoals sauna), massages en andere huidafleidende therapieën kunt u de uitscheidingsorganen stimuleren. De opgeslagen restproducten komen deel voor deel vrij uit de weefsels in het bloed en verlaten het lichaam via de uitscheidingsorganen. Langs deze ingewikkelde omweg bereikt u ten slotte wat eerder de bedoeling was, namelijk uitscheiding van stoffen die voor het lichaam nutteloos zijn en slechts als ballast dienen.

Restproducten hoeven niet altijd te ontstaan uit een te grote hoeveelheid opgenomen voedsel. Het is zeer wel mogelijk dat er restproducten ontstaan uit opgenomen voedsel dat niet goed gekozen is. Of voedsel passend is of niet, hangt af van verschillende factoren. Enkele hiervan zijn: de constitutie, de conditie van de spijsverteringsorganen en de geestelijke gesteldheid. Het is de kunst om juist die voedingsmiddelen te gebruiken, die op het juiste moment de stoffen kunnen leveren waardoor lichaam en geest zich gevoed weten.

Uit mijn praktijkervaring en kennis van de acupunctuur blijkt dat de keuze van voedingsmiddelen mede bepaald wordt door de smaakvoorkeur van de mens. In tegenstelling tot wat algemeen gedacht wordt, kiest u niet zomaar voor een bepaalde smaak. Globaal genomen zijn er vijf smaakvoorkeuren aan te geven, namelijk: zout, zoet, zuur, bitter en pittig. Aan iedere smaak is een bepaalde gesteldheid gekoppeld, zowel op lichamelijk als op geestelijk gebied. De voorkeur voor dan wel afkeer van bepaalde voedingsstoffen geeft informatie hoe u lichamelijk en geestelijk functioneert. Dit zal hier niet verder uitgewerkt worden.

De maag verwerkt dus de eerste stoffelijke en niet-stoffelijke indrukken. Het niet-stoffelijke wordt in dezen vertegenwoordigd door alles wat u op geestelijk vlak tot u neemt; het stoffelijke door de voedingsstoffen die u nuttigt. Als u in een woordenboek zoekt onder 'maag', krijgt u via de daar vermelde spreekwoorden en gezegdes een aardig beeld van de mogelijke reacties van de maag, met name op het niet-stoffelijke terrein:

- het ligt dwars op zijn maag (dat verdraagt hij niet);
- het spuugzat zijn (niets meer willen verdragen);
- iets ligt zwaar op de maag (moeite met verteren hebben);
- hij zit ermee in zijn maag (hij kan het niet verteren);
- zijn oog is groter dan zijn maag (meer nemen dan men verteren kan).

11.4 Plaatsbepaling

Het maaggebied ligt in het lichaam aan de voorzijde van de romp. U vindt het terug in het midden onder en tegen het middenrif. Het maaggebied ligt in de eerste en tweede zone (hoe groter de maag, hoe meer ruimte hij inneemt en des te meer zones hij bestrijkt). Op de voet vindt u dit gebied terug op beide voetzolen en wel aan de binnenzijde ervan onder de reflex van het middenrif. Meestal bestrijkt de maag de eerste en tweede zone.

11.5 Diagnostiek van de reflexgebieden

Een goed functionerende maag is elastisch en scheidt voldoende slijm en maagsap af. Hierdoor kan de vertering goed verlopen. Op de voet toont een goed functionerende maag als een afgescheiden gebied, waarvan de huidstructuur elastisch aanvoelt en een mooi roze kleur heeft. Allerlei afwijkingen van de maag weerspiegelen op de voet.

11.5.1 TE ROOD OF TE BLEEK

Een te rood maagreflexgebied duidt op een verhoogde activiteit van dit gebied. In het lichaam functioneert de maag actiever dan normaal. Een verhoging van maagactiviteit treedt op als de maag als het ware alle energie bundelt om zijn taak te kunnen vervullen. Er is sprake van een te grote hoeveelheid opgenomen stoffen.

De eerste ontleding van deze opgenomen stoffen vergt veel van de maag. Klachten die u kunt verwachten, zijn onder andere druk op de maag, brandend maagzuur en oprispingen. Als deze situatie tijdelijk is, zal de maag zich na de verhoogde activiteit herstellen en zijn functies normaal voortzetten. Duurt de situatie echter te lang, dan zal de maag het op den duur niet meer aankunnen en zelf de activiteit terugschroeven tot onder het normale functioneringsniveau. U ziet dan een verandering van rood naar bleek op het voetreflexgebied.

Een te bleek maagreflexgebied duidt op een vermindering van activiteit in dit gebied. In het lichaam constateert u een vermindering van maagactiviteit. Als dit alleen op de linkervoet tekent, is er sprake van een van nature zwakke maag. Treft u deze tekening links en rechts aan, dan is de constitutionele zwakheid conditioneel bevestigd. Alleen rechts een bleek maagreflexgebied duidt op conditionele zwakte. Deze vermindering van activiteit treedt meestal op na een periode van verhoogde activiteit. In dat geval heeft de maag boven zijn kunnen gewerkt en is hierdoor 'vermoeid' geraakt. Er is een situatie ontstaan waarin de cliënt er verstandig aan doet de maag zoveel mogelijk te ontzien, zowel op stoffelijk als op niet-stoffelijk terrein. Vaak zijn vage of niet-ernstige maagklachten snel verdwenen. Het negeren van de zachte signalen geeft grote kans op duidelijke, vaak pijnlijker maagklachten.

Als de maag goed functioneert, vindt u op de voet een mooi roze maaggebied terug. Roder of bleker dan roze geeft meer of minder dan normaal functioneren weer. Dit kan betrekking hebben op de werking van het actieve weefsel van de maag, dus van de cellen die verantwoordelijk zijn voor de productie van maagsap, maagzuur en maagslijm.

11.5.2 TE HARD OF TE WEEK

Een te hard maagreflexgebied ziet u als er sprake is van te veel spanning op de maag en er te veel maagsap wordt afgescheiden. De cliënt noemt klachten als een vol en opgeblazen gevoel, misselijkheid, een branderig gevoel in de maagstreek en oprispingen van maagzuur.
Het is belangrijk dat u de maag zo snel mogelijk tot rust brengt en nagaat wat de oorzaak van de verhoogde spanning en sapafscheiding in de maag is. Dit kunnen uiteraard meerdere zaken zijn.
Psychisch ziet u vaak een overmatige neiging tot regelen en ordenen. Loopt het echter niet zoals de cliënt had gedacht, dan treedt vaak ergernis op de voorgrond, 'men vreet zichzelf op'. Iemand met een te hoge spanning op de maag en de hieruit voortvloeiende klachten doet er goed aan de 'zaken' (wat) te relativeren en op zijn tijd de touwtjes te laten vieren.
Een te week maagreflexgebied op de voet ontstaat door een te lage spanning van de maag. Vaak ziet u dat er te weinig maagsap wordt afgescheiden. Hierdoor verloopt de maagvertering moeilijk. Meestal vertoont een week maagreflexgebied allerlei rimpels en groefjes. Hoe meer rimpels en groefjes aanwezig zijn, hoe minder spanning in de maag en des te minder maagsap er geproduceerd wordt. Ook hier ziet u vaak een periode waarin te veel van de maag gevergd werd, gevolgd worden door een periode van 'vermoeidheid' en verminderde productie van stoffen die noodzakelijk zijn voor de vertering. Een combinatie van een te bleek en te week maaggebied komt vaak voor.
Psychisch ziet u een soortgelijk proces. Het ordenen van de hoeveelheid opgenomen materiaal lukt niet of nauwelijks. Men voelt zich als het ware overdonderd en verslagen. Rust en bezinning zullen de maag zeker ten goede komen.
Soms treft u een combinatie van beide vormen aan. Het maagreflexgebied op de voet toont week en gerimpeld, maar als u het gebied aftast, stuit u op een harde onderlaag. Er is dan sprake van een zeer onevenwichtig functioneren van de maag. Cliënten die hieraan lijden, kunnen moeilijk aangeven wanneer ze wel en wanneer ze geen klachten van hun maag ondervinden. De ene keer verdragen ze bijvoorbeeld wel rauwkost, een andere keer is dit de aanleiding tot duidelijke spijsverteringsklachten. Ook psychisch kost het verwerken van opgedane indrukken de ene keer veel meer moeite dan de andere keer. Deze mensen zijn het meest gebaat bij een evenwichtig leefpatroon. Als er een verbetering optreedt, kan men zich langzamerhand wat meer 'uitspattingen' veroorloven. Op psychisch gebied doet men

er goed aan zich (tijdelijk) te beperken tot bekend terrein. Als dit zonder problemen verloopt, kan men de confrontatie met het onbekende hervatten.

De richting waarin de rimpels, groeven of kloven lopen, geeft weer op welke manier de spijsvertering beïnvloed wordt. Lopen de groeven van boven naar beneden, dus van de maagingang naar de maaguitgang, dan zal de doorvoer in de maag versneld plaatsvinden. Hierdoor komt het voedsel minder goed verteerd in de dunne darm terecht, die dan extra hard moet werken om de spijzen alsnog voldoende verteerd te krijgen. De cliënt heeft al snel weer een hongergevoel. Lopen de groeven echter dwars over de maag, dan zal de doorvoer belemmerd worden. Dit kan puur psychisch zijn in de zin dat eerste indrukken als het ware gedurende langere tijd zwaar op de maag liggen. Het kan ook zijn dat het eten lang in de maag blijft liggen, waardoor bijvoorbeeld gistingsproblemen en oprispingen ontstaan.

11.5.3 TE GROOT OF TE KLEIN

Het kunnen constateren van een te groot of te klein maagreflexgebied is een kwestie van ervaring. Hoe meer voeten (en dus ook maaggebieden) u bestudeerd heeft, hoe beter u in staat bent de afmeting van de maag al dan niet in verhouding tot de andere organen te waarderen en hier een bepaalde conclusie aan te verbinden.

Bij een te groot maagreflexgebied ziet u op de voet dat het maagreflexgebied relatief te veel ruimte inneemt. In het lichaam is dat ook zo. Komt deze tekening op de linkervoet voor, dan is deze grote maag aangeboren. In aanleg kan de eigenaar hierdoor veel indrukken in korte tijd verwerken. Dit geldt voor zowel stoffelijke als niet-stoffelijke indrukken. Komt de tekening op de rechtervoet terug, dan is het vermogen niet alleen in aanleg aanwezig, maar ook ontwikkeld tot de huidige capaciteit.

De cliënt met alleen op de rechtervoet een groot maaggebied, neemt chronisch te veel voedsel tot zich. De elasticiteit van de maag neemt hierdoor af en herstelt zich pas op het moment dat men het volume van het voedsel laat afnemen. Dit patroon vindt u vaak terug bij mensen die zich laten (ver)leiden door prikkels. Zo iemand heeft steeds iets nieuws nodig om bevredigd te worden. De dunne en dikke darm hebben vaak te lijden onder deze 'hebzucht' en kunnen de hoeveelheid opgenomen stof niet of nauwelijks verwerken.

Een te grote maag kan klachten geven. Deze uitgerekte maag neemt immers meer ruimte in beslag dan oorspronkelijk de bedoeling was.

Hierdoor komen andere buikorganen in de verdrukking. Op den duur kunnen er verzakkingsklachten ontstaan van baarmoeder, blaas en darmen. Belangrijk is dat de cliënt leert om bevrediging te vinden in wat er is en de nieuwe opgenomen hoeveelheid 'stof' af te stemmen op wat hij nodig heeft.

Een te klein maagreflexgebied op de linkervoet duidt op een in aanleg kleine maag. Dit hoeft geen problemen op te leveren, mits de eigenaar van deze relatief kleine maag de hoeveelheid opgenomen voeding en indrukken afstemt op de maagcapaciteit. Is de maag op de rechtervoet ook klein, dan is het vermogen om op te nemen gelijk gebleven. Treft u op de rechtervoet een maagreflexgebied aan dat groter is dan op de linkervoet, dan zijn er twee mogelijkheden. Het kan zijn dat de cliënt door persoonlijke groei zijn relatief kleine vermogen tot het verwerken van indrukken heeft weten te vergroten. Maar het is ook mogelijk dat de cliënt chronisch te veel voedsel tot zich neemt, waardoor uitrekking van de maagwand is ontstaan.

11.6 Massage

De massage van het maagreflexgebied geschiedt rustig en bedachtzaam. U masseert het gebied in denkbeeldige banen. Deze banen lopen van buiten naar binnen. U begint onder het reflexgebied van het middenrif aan de buitenrand van het maaggebied en masseert rustig, circulair naar de binnenzijde. Als u die heeft bereikt, begint u opnieuw aan de buitenrand van het maaggebied, alleen nu onder het zojuist behandelde gebied. Zo gaat u door tot u de onderrand van het maagreflexgebied bereikt hebt. Na de circulaire massage strijkt u iedere baan rustig uit.

Normaal gesproken masseert u het maagreflexgebied op deze manier. In geval van een te hard maagreflexgebied doet u er goed aan de zone te vibreren in plaats van te masseren. Dit is een mildere behandelingsmethode. Ook nu wordt de massage afgesloten met het uitstrijken van de banen. Pas de kracht van de massage weer zodanig aan, dat de cliënt het als aangenaam ervaart.

12 De dunne darm

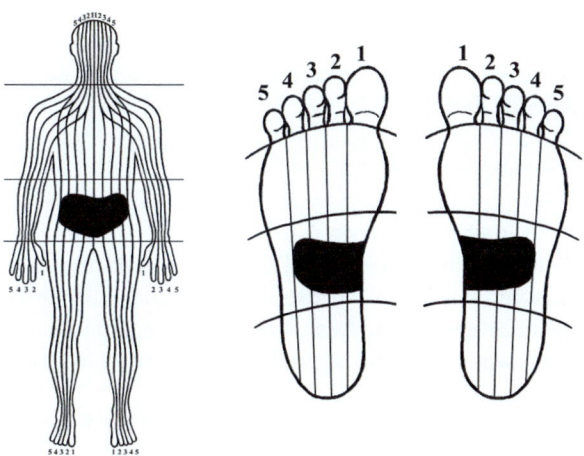

12.1 Anatomie

In het spijsverteringskanaal komt de dunne darm na de maag. Afhankelijk van de mate van samentrekking heeft hij een lengte van drie tot vier meter. Dit lijkt minder door zowel uitwendige als inwendige plooiing. De uitwendige plooiing maakt dat de dunne darm (zeer gekronkeld en compact) in de buikholte past. Ook de inwendige plooiing zorgt voor een oppervlaktevergroting van dit absorptiekanaal.

De dunne darm is te verdelen in de twaalfvingerige darm (het duodenum), de nuchtere darm (het jejunum) en de kronkelige darm (het ileum). De grens van deze delen wordt slechts zichtbaar door microscopische bestudering van het slijmvlies.

De dunne darm ligt in de buikholte en is omgeven door het buikvlies. Tussen de dunnedarmkronkels bevinden zich grote opeenhopingen lymfeklieren, de zogenaamde plaques van Peyer. In de darm zijn verder verschillende klieren aanwezig die verantwoordelijk zijn voor de afscheiding van sappen, enzymen en hormonen. Deze stoffen zijn voor de spijsvertering onmisbaar. De dunne darm bevat ten slotte zeer veel zenuwcellen en is rijkelijk doorbloed.

In de dunne darm monden de afvoergangen van pancreas en galblaas uit op de papil van Vater. Deze wordt afgesloten door een kringspier (de sfincter van Oddi). Door chemische prikkeling ontspant de kringspier en komen de verteringssappen vrij voor gebruik in de twaalfvingerige darm.

12.2 Fysiologie

De functies van de dunne darm zijn:
- voortbewegen van de voedselbrij naar de dikke darm;
- neutraliseren van de zure voedselbrij uit de maag. Dit gebeurt in samenwerking met de alvleesklier en de lever/galblaas;
- afscheiden van darmsap, dat noodzakelijk is voor de vertering van de voedselbrij;
- opnemen van water en verteerde stoffen uit de voeding;
- doorvoeren van restproducten naar de dikke darm.

De dunne darm zorgt voor analyse en opname van het voedsel. Dit doet hij samen met de lever, de galblaas (respectievelijk aanmaak en aanvoer van galvloeistof) en de alvleesklier. De dunne darm werkt mee aan de vertering van koolhydraten, eiwitten en vetten. Als deze stoffen ontleed zijn, worden ze door de darmwand opgenomen en verder getransporteerd door het bloed. Ook vitaminen, mineralen en water worden op deze manier opgenomen.

Het darmslijmvlies is rijkelijk voorzien van zenuwcellen en bloedvaten, waardoor er voldoende zuurstof aangevoerd kan worden voor de spijsverteringsactiviteiten.

Het grote oppervlak maakt het mogelijk de grote hoeveelheid passerend voedsel te ontleden en te absorberen. Door de motoriek wordt het voedsel goed gemengd en worden verstoppingen voorkomen. Het eerste deel van de dunne darm staat voornamelijk onder invloed van de chemische prikkeling die van het voedsel uitgaat. Het laatste deel van de dunne darm wordt meer beïnvloed door de mechanische prikkeling van het voedsel.

12.3 Symboliek

De dunne darm is het orgaan dat verantwoordelijk is voor het verwerken en opnemen van een groot deel van het voedsel. Analoog vindt u op psychisch vlak de component hiervan, namelijk het verwerken en integreren van indrukken. Als het verwerken met te veel precisie gepaard gaat, raakt men het overzicht kwijt. Men verliest zich in details. De waarde van het detail wordt echter bepaald door zijn functie binnen het geheel. Het is belangrijk het grote geheel niet uit het oog te verliezen. Anders wordt men te kritisch en te analytisch, zonder hier zelf iets aan te hebben. Integendeel, als u zich in details verliest, kost dat lichaam en geest juist zeer veel energie.

Het omgekeerde kan ook plaatsvinden. Men is om de een of andere reden niet in staat de opgenomen stof, zowel geestelijk als lichamelijk, om te zetten in bruikbaar en te behappen materiaal. Dit laatste uit zich vooral in diarreeachtige klachten, waarbij een groot deel van de voedingsstoffen en het water het lichaam verlaten. Lichaam en geest weigeren het aangebodene voldoende te analyseren en op te nemen. De achterliggende (onbewuste) reden van dit proces is vaak angst voor de confrontatie. Op lichamelijk niveau is dit de confrontatie met de opgenomen voedingsstoffen. Op geestelijk niveau de confrontatie met de opgenomen indrukken. Hierdoor schiet men als het ware door in de vertering, zodat men 'niets onder ogen hoeft te zien'. Men verliest de voedingsstoffen (ofwel de levengevende impulsen) en het water (ofwel de mogelijkheid om op impulsen te reageren). Men durft het water niet op te nemen om de processen te kunnen laten vloeien. Zelfs het water vormt een bedreiging en verlaat met de ongebruikte voedingsstoffen het lichaam. Men laat het zich liever 'dun door de broek lopen' dan er zich standvastig mee te maken!

12.4 Plaatsbepaling

De dunne darm ligt in de romp, gekronkeld onder de maag en omgeven door de dikke darm. Alle organen in de buikholte worden omgeven door het buikvlies, de dunne darm dus ook. Op de voet vindt u het dunnedarmreflexgebied in de eerste, tweede, derde en vierde zone, onder het maagreflexgebied en omgeven door de reflex van de dikke darm.

12.5 Diagnostiek van de reflexgebieden

Op de voet is de dunne darm slechts gedeeltelijk aan de oppervlakte zichtbaar. Net als in het lichaam ligt een deel van de dunne darm 'verscholen' onder de dikke darm. U houdt een relatief klein gebied over om te masseren. Het overige deel van de dunne darm beïnvloedt u op het moment dat u de dikkedarmreflex behandelt.
Een goed functionerende dunne darm geeft op de voet een roze elastisch en glad reflexgebied te zien. De dunne darm functioneert goed als hij elastisch is en voldoende sappen, hormonen en enzymen afscheidt, waardoor de vertering zo goed mogelijk kan verlopen. Een afwijkende tekening kan duiden op een verstoring van het functioneren van de dunne darm.

12.5.1 TE ROOD OF TE BLEEK

Een te rood dunnedarmreflexgebied duidt op een overmatige activiteit in dit gebied. In het lichaam ziet u een verhoging van de dunnedarmactiviteit. Een verhoging van activiteit wordt gevraagd wanneer er veel te verwerken valt. Alle darmklieren, slijmklieren en de darmperistaltiek (dit is de beweging die het voedsel voortstuwt) zullen sneller moeten werken. Als dit tijdelijk is, zal het lichaam dit goed kunnen opbrengen. Blijft de cliënt geconfronteerd met te veel stoffelijke en niet-stoffelijke indrukken, dan zal de benodigde activiteit niet meer op te brengen zijn. Er treedt een zekere vermoeidheid op, die zich uiteindelijk kan omzetten in uitputting. Zowel in de vermoeidheids- als in de uitputtingsfase vermindert de kwaliteit van de vertering en krijgt men de neiging om de vertering als het ware zo snel mogelijk achter de rug te hebben om maar 'zo snel mogelijk van alle indrukken af te zijn'.
Een verhoogde activiteit van de dunne darm kan klachten geven als ontlasting met onverteerde voedseldelen, lichtgekleurde diarree,

krampen, allergische verschijnselen, jeuk en algemene verhoogde spierspanning op lichamelijk vlak. Op psychisch vlak ziet u bijvoorbeeld gejaagdheid, nervositeit en irritatie.

Een te bleek dunnedarmgebied duidt op een vermindering van activiteit in dit gebied. In het lichaam constateert u een verminderde activiteit van de dunne darm. Net als bij de maag kan hier sprake zijn van een uitputtingsreactie na een periode van verhoogde activiteit. Er is dan geen energie meer om stoffelijke en niet-stoffelijke indrukken te ontleden. Het is belangrijk dat de cliënt met een te bleek dunnedarmreflexgebied de hoeveelheid op te nemen indrukken goed doseert, zodat hij zich niet (meer) overspoeld voelt en kan verteren wat ingenomen is.

Als een periode van te veel 'moeten' verwerken te lang duurt, kunnen klachten ontstaan op lichamelijk en geestelijk gebied, bijvoorbeeld winderigheid, opgeblazen gevoel, krampen, buikpijn en/of slecht concentratievermogen, geheugenzwakte, of het gevoel alsof u met uw hoofd in de watten loopt.

12.5.2 TE HARD OF TE WEEK

Een te hard dunnedarmreflexgebied ziet u als er sprake is van te veel spanning op de dunne darm. Zoals reeds beschreven in paragraaf 1.1 'Filosofie van het masseren', is een te gespannen lichaamsdeel niet in staat tot opname, maar stoot alles waarmee het in aanraking komt van zich af. Toegepast op de functie van de dunne darm kunt u zeggen dat de cliënt bij een verhoogde spanning op de dunne darm niet in staat is de aangeboden voedingsstoffen op te nemen, en alles wat voeding zou kunnen geven voorbij laat gaan. Dit geldt ook voor geestelijke voeding, zoals liefde, streling en aandacht. Ontvangen gaat moeizaam. Men stoot het gebodene ongebruikt af. Men wil of durft de confrontatie niet aan. Het zal duidelijk zijn dat deze opstelling niet te lang kan duren zonder dat er nare gevolgen van ondervonden worden. Om te leven en geïnspireerd te blijven is het immers essentieel dat u voeding op stoffelijk en niet-stoffelijk gebied ontvangt. Klachten op lichamelijk gebied zijn onder andere diarree, krampen, gespannenheid. Op geestelijk gebied bijvoorbeeld rusteloosheid, depressie, nervositeit en irritatie.

Een te week dunnedarmreflexgebied op de voet ontstaat door een te lage spanning in de dunne darm. Meestal wordt er te weinig dunnedarmsap afgescheiden, waardoor de vertering minder goed verloopt. Een week dunnedarmreflexgebied vertoont vaak allerlei groefjes en rimpels (meestal in combinatie met bleekheid) en duidt op een verminderde darmklierwerking. De mate waarin de tekening plaatsvindt, zegt iets over de mate waarin de darmklieren functioneren, en ook over de mate waarin de cliënt in staat is de indrukken te ontleden om te kunnen opnemen. Als het ontleden onvoldoende geschiedt, zal men immers maar ten dele in staat zijn de stoffelijke en niet-stoffelijke delen op te nemen. De stoffen moeten als het ware omgebouwd worden tot voor het lichaam bruikbaar materiaal, anders verliezen ze hun voedingswaarde. Slechts wanneer de voedingsstoffen omgezet worden in kleine overzichtelijke deeltjes (op stoffelijk gebied in koolhydraten, aminozuren en vetzuren), zullen zij door het lichaam opgenomen kunnen worden en verder getransporteerd naar en/of opgeslagen worden op de daarvoor geschikte plaatsen. Op niet-stoffelijk gebied is vooral het begrijpen van de opbouw van een proces/handeling van belang. Slechts door bewustwording zal men nieuwe dingen kunnen integreren.

Net als bij de maag geeft ook hier de richting van de rimpels, groeven of kloven aan op welke manier de spijsvertering beïnvloed wordt. De voedselstroom wordt versneld doorgevoerd als de groeven met de stroomrichting meelopen, dus in dit geval dwars. De cliënt gunt zichzelf de tijd niet om de voeding tot in detail uit te pluizen en laat mogelijke voedingsstoffen aan zijn neus voorbijgaan. Als de groeven de dunnedarmreflex van boven naar beneden doorkruisen, stagneert de doorstroming enigszins. De cliënt 'herkauwt' voortdurend. Nieuwe aanvoer kan er dan niet in, 'oude' stoffen worden niet afgevoerd. Om een week dunnedarmreflexgebied elastischer te krijgen, is het dus zaak dat de cliënt zich niet overlaadt met indrukken en de tijd neemt om dat wat hij (zo bewust mogelijk) heeft opgenomen op een optimale manier te verwerken.

Klachten die ontstaan door een verminderde dunnedarmwerking op basis van weekheid, rimpeligheid, groef- of kloofvorming, zijn op lichamelijk gebied onder andere: opgeblazen buik/gevoel, gasvorming, verstopping, buikpijn. Soms is er sprake van allergie of jeuk. Op geestelijk vlak ziet u bijvoorbeeld de neiging tot piekeren, muggenzifterij als het gaat om details en een vermindering van het vermogen na te denken over een facet in relatie tot het geheel.

Het verschil met de klachten van een te hard dunnedarmreflexgebied zit in de achterliggende problematiek. In het geval van het te weke dunnedarmreflexgebied zijn de klachten vooral ontstaan door een onvermogen adequaat op de indrukken te reageren (meestal door

een te groot aanbod). Terwijl de klachten van het te harde dunnedarmreflexgebied ontstaan door angst om zich met de indrukken bezig te houden.
Een combinatie van een week dunnedarmreflexgebied aan de oppervlakte en een duidelijk harde onderlaag wijst op het onevenwichtig functioneren van de dunne darm. Van belang is dat de cliënt op het moment van inname rust en tijd neemt om de passende hoeveelheid zo zuiver mogelijk te kunnen inschatten. Hierdoor kan overlading vermeden worden en kan de verwerking van hetgeen hij tot zich genomen heeft optimaal plaatsvinden. Het komt er dus op neer dat u een bewuste afstemming van het opnamevermogen op het verwerkingsvermogen moet aanleren. Op psychisch gebied zou de cliënt door ontspanningsoefeningen en meditatie beter op zijn verwerkingscapaciteit afgestemd kunnen raken. Op lichamelijk gebied doet men er goed aan per keer kleine porties tot zich te nemen, goed te kauwen en de tijd voor een maaltijd te nemen.

12.5.3 TE GROOT OF TE KLEIN
Net als bij de maag en in feite bij alle andere lichaamsreflexen zijn de termen 'te groot' en 'te klein' altijd relatief ten opzichte van andere lichaamsreflexen. Het vaststellen van de omvang is dus vooral een kwestie van ervaring en vraagt daarom veel oefening. Houdt daarbij in uw achterhoofd dat de dunne darm rechts in de buikholte meer plaats inneemt dan links. Dit komt doordat links een gedeelte van de beschikbare ruimte ingenomen wordt door het laatste deel van de dikke darm. Het dunnedarmreflexgebied neemt dan ook op de rechtervoet meer ruimte in dan op de linkervoet.
Een relatief groot dunnedarmgebied duidt op een groot vermogen tot verwerking van stoffelijke en niet-stoffelijke indrukken. Meestal ontstaan hierdoor geen klachten. Het kan zijn dat een persoon met een groot dunnedarmgebied zeer nauwgezet is in het analyseren. Men wil als het ware tot de kern van de zaak doordringen alvorens bevredigd te zijn. Dit kan leiden tot praktische problemen in deze maatschappij van jagen en jachten.
Als het dunnedarmreflexgebied relatief te weinig ruimte inneemt, hoeft dit geen klachten op te leveren. Het kan zijn dat de eigenaar van een relatief klein dunnedarmreflexgebied meer moeite heeft met het analyseren van stoffelijke en niet-stoffelijke indrukken. Die persoon heeft dan vaak meer tijd nodig om tot hetzelfde resultaat te komen dan iemand met een dunnedarm(reflex) van 'normale' grootte. Be-

langrijk is in ieder geval dat iemand met een relatief klein dunnedarmreflexgebied zorgt dat hij de tijd neemt om alles in zijn eigen tempo te verwerken en op een rijtje te zetten. Het goed functioneren van de dunne darm hangt dus mede af van de mate waarin hij in staat is de hoeveelheid op te nemen prikkels op het verwerkingsvermogen af te stemmen.

12.6 Massage

Het dunnedarmreflexgebied masseert u in denkbeeldige banen. Deze banen lopen ook weer van de buiten- naar de binnenzijde (dus in de richting van de wervelkolomreflex). U masseert in eerste instantie circulair en eindigt met uitstrijkingen.
U begint op de rechtervoet onder het gebied waar de dikke darm de bocht bij de lever maakt. Van daaruit rustig masseren naar de binnenrand van de voet. Vervolgens steeds een strook lager masseren tot en met de onderste strook tegen de rand van de bekkenruimtereflex. Daarna uitstrijken.
Op de linkervoet begint u de massage tegengesteld, dus in het gebied onder de dikkedarmreflex in de miltbocht. Ook nu weer naar de binnenzijde masseren. U masseert nu echter niet tot de rand van de bekkenruimtereflex, maar laat de strook net boven dit reflexgebied met rust. In dit gebied loopt immers de inwendige tak van de dikkedarmreflex. Het dikkedarmreflexgebied masseert u na de dunnedarmreflexmassage in zijn geheel.
Alle massagebewegingen op het gebied van de dunne darm voert u rustig uit. Zacht masseren (in ieder geval niet stevig). U geeft al snel een te grote prikkel, waardoor u het gewenste resultaat misloopt. De eerste keer kunt u het hele gebied één tot drie keer masseren om zonder risico een idee te krijgen hoe iemand op de massage reageert. Daarna kunt u de tijdsduur en intensiteit goed inschatten en uw massage daarop afstemmen.
Een te hard dunnedarmreflexgebied of een reflexgebied met een weke bovenlaag en een harde onderlaag masseert u zachtjes of vibreert u. Hierdoor krijgt het weefsel optimaal de kans zich te ontspannen (tegengestelde reactie op de spanning die aanwezig is). Na de ontspanning kan de eutonie intreden.

13 De dikke darm

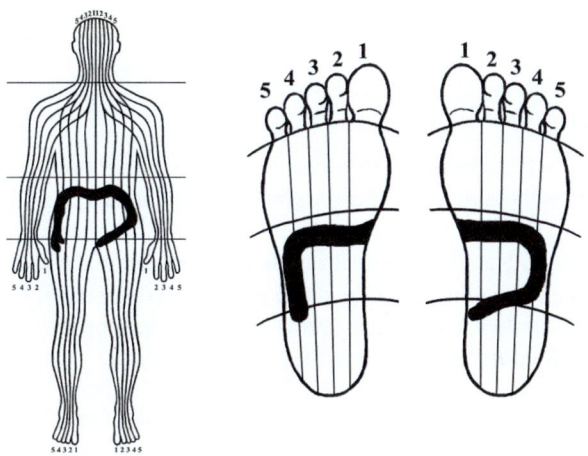

13.1 Anatomie

De dunne darm gaat rechtsonder in de buikholte over in de dikke darm. De dikke darm begint met een klep. Deze klep noemen we 'de klep van Bauhin'. Deze klep wil nog wel eens de oorzaak zijn van blindedarmachtige pijnen in de buikholte. Achter deze klep ligt een ballonvormig darmgedeelte (de blindedarm) met een uitstulping eraan (het wormvormig aanhangsel).
De dikke darm loopt om de dunne darm heen. Deze gaat van rechts-

onder in de buik omhoog in de richting van de lever (opstijgende deel). Onder de lever maakt hij een bocht (de leverbocht), loopt vervolgens dwars over de romp naar de milt (dwarslopende deel) en buigt onder de milt (de miltbocht) naar beneden tot linksonder in de buikholte (neergaande deel). Van daaruit loopt de dikke darm minder aan de oppervlakte en gaat meer de diepte in met een S-vormige bocht (S-vormige deel), om via een tussenstukje (endeldarm) te eindigen met het rectum en een kringspier, namelijk de anus. In het rectum vindt men ook 'de Klep van Houston'. Deze is de middelste van drie vouwen die men in het rectum vindt, en die als een klep functioneert.

De dikke darm is ongeveer 1,4 meter lang. Hij bestaat uit spierweefsel, waartussen zich zenuwuitlopers bevinden. Verder heeft de dikke darm een slijmvlieslaag en een weivlieslaag.

13.2 Fysiologie

In de slijmvlieslaag bevinden zich cellen die verantwoordelijk zijn voor de afscheiding van slijm voor het doorglijden van de ontlastingsbrij. De dikke darm heeft minder verteringsfuncties dan de dunne darm. Het grootste deel van de vertering heeft al plaatsgevonden als de voedselbrij de dikke darm bereikt. In de dikke darm worden met behulp van de daarin aanwezige bacteriën stoffen van het vitamine B-complex en vitamine K gesynthetiseerd.

In de dikke darm vindt eigenlijk de laatste selectie plaats van stoffen die in het lichaam moeten blijven en stoffen die het lichaam definitief dienen te verlaten. Tevens wordt er water uit de ontlastingsbrij geresorbeerd, waardoor de ontlasting indikt.

De dikkedarmfuncties kunnen als volgt worden samengevat:
- resorptie (opneming) van water en voor het lichaam nog belangrijke mineralen;
- synthese van vitamine K en vitaminen van het B-complex;
- voortstuwing van de ontlastingsbrij;
- tijdelijke opslag van de ontlastingsbrij;
- lediging van de dikke darm.

13.3 Symboliek

De dikke darm is het laatste stadium in de verwerking van indrukken en tevens gericht op het loslaten. Als alle indrukken zijn opgenomen en grotendeels zijn verteerd, is het zaak dat men dat wat niet meer nodig is, loslaat. Zo blijft er sprake van doorstroming. Als men niet wil of kan loslaten, raakt men verstopt. Dit geldt zowel voor het stoffelijke gedeelte, zodat men klachten krijgt als obstipatie en constipatie, als voor het niet-stoffelijke gedeelte. Men raakt verstopt in het denken. Door te blijven piekeren over bepaalde 'zaken' staat u niet open voor nieuwe indrukken. U bent eigenlijk te angstig of te gierig om voor de dag te komen met een restproduct van het innerlijke. Deze angst en gierigheid kunnen voortkomen uit een minder goed ontwikkeld zelfbewustzijn, met name wat de gevoelsontwikkeling betreft. Dit is een van de oorzaken dat mensen zich als het ware niet durven te begeven in de levensstroom. Ze vertrouwen het leven niet. Er is immers geen garantie dat het voorspoed en geluk zal brengen. Iemand, laten we dit keer een vrouw nemen, die zo reageert, probeert alles zelf 'in de hand te houden'. Zij houdt liever 'alles' vast, zodat ze het laatste deel van de verwerking en het loslaten voor zich uit schuift. Hoe meer ze haar zelfbewustzijn zal ontwikkelen, des te minder ze zich bedreigd zal voelen. En des te beter ze in staat zal zijn het niet meer bruikbare los te laten om de nieuwe 'lading' bruikbare en niet-bruikbare stoffen toe te laten.

Behalve het ontwikkelen van het bewustzijn kunt u tevens ademhalings- en ontspanningsoefeningen doen om de doorstroming te bevorderen. Dit stimuleert het contact met de buik en het eigen gevoel. Mensen die regelmatig diarree of diarreeachtige ontlasting hebben, raffelen hun vertering af. Door de veelheid van (nieuwe) indrukken of door de angst daadwerkelijk met de geboden indrukken aan de gang te gaan, kunnen de stoffen niet optimaal opgenomen worden. De vertering vindt versneld en onvolledig plaats. Het lichaam scheidt dan ook nog voor het lichaam bruikbare stoffen uit. Op den duur werkt dit uitputtend. Ook hier geldt dat zelfbewustzijn een belangrijke rol speelt bij de genezing van de klacht. Rust en voldoende tijd voor de verwerking zijn twee onmisbare factoren om de klacht (blijvend) te laten verdwijnen.

Massage en voetreflexzonemassage kunnen een goede steun zijn om anders te leren omgaan met het laatste stukje verwerking van indrukken en het uiteindelijke loslaten. Door de massage van een lichaamsdeel dat zich onder het middenrif bevindt, worden de doorbloeding en het gevoelsmatige contact vanuit het hoofd door het hele lichaam ervaren. De ademhaling zal verdiepen, waardoor het middenrif de buikinhoud masseert. De massage wekt een gevoel van rust en tevredenheid op. Als men in staat is de rust en tevredenheid met het leven in het algemeen te blijven ervaren, kan men spreken van vertrouwen in het leven. De controlerende houding kan dan worden losgelaten. Het gaat hier om een diepgaand proces, waarbij psychotherapeutische hulp gewenst kan zijn.

13.4 Plaatsbepaling

De dikke darm loopt in het lichaam door de hele buikholte, zowel rechts, in het midden, als links. De dikke darm loopt door alle zones. Op de voet ziet u dit patroon terug. Alle zones, zowel op de rechter- als op de linkervoet, worden doorlopen.
Het typische verloop van de dikke darm met zijn verschillende 'takken' vindt u ook op de voet terug. Op de rechtervoet vindt u de 'klep van Bauhin', de blindedarm met het wormvormig aanhangsel, het opgaande deel, de leverbocht en een deel van het dwarslopende deel. Op de linkervoet continueert de dikke darm zijn verloop in het vervolg van het dwarslopende deel, de miltbocht, het neergaande deel en het S-vormige deel. De endeldarm, het rectum (met de daarin gelegen klep van Houston) en de anus vindt men aan de binnenzijde over de enkelrand van beide voeten.

13.5 Diagnostiek van de reflexgebieden

De diagnostiek van het dikkedarmreflexgebied wordt op een andere wijze gesteld dan de diagnostiek van het maag- en dunnedarmreflexgebied, omdat de dikke darm een ander verloop heeft. De criteria van de diagnostiek liggen niet zozeer op een te groot of een te klein dikkedarmreflexgebied, als wel op een al dan niet duidelijk zichtbaar verloop op de voet. Tevens gaat u na of het gebied goed is van kleur en de juiste elasticiteit bezit.

13.5.1 TE ROOD OF TE BLEEK
Een goed functionerende dikke darm geeft op de voet een reflexgebied te zien dat gelijkmatig roze van kleur is.
Is het dikkedarmreflexgebied te rood, dan is er sprake van een verhoogde activiteit van het orgaan in het lichaam. De dikke darm heeft te veel energie tot zijn beschikking. Een tijdelijk verhoogde activiteit kan geen kwaad, maar het is zaak dat deze situatie niet te lang duurt.

Verhoogde activiteit van de dikke darm kan klachten geven als diarreeachtige ontlasting, waterige ontlasting, krampen (door te snel doorgevoerde ontlastingsbrij), opgeblazenheid in het verloop van de dikke darm met winderigheid. Typerend van de winderigheid is vooral het harde geluid en de grote hoeveelheid vrijgekomen lucht. De uitgestoten gassen hebben meestal weinig geur.
In geval van een te bleek dikkedarmreflexgebied is er sprake van een verlaagde activiteit van het orgaan in het lichaam. De dikke darm heeft te weinig energie tot zijn beschikking. De situatie dient zo spoedig mogelijk verholpen te worden, zodat de dikke darm weer zijn functies naar behoren kan uitvoeren.
Verlaagde activiteit van de dikke darm kan klachten geven als constipatie, obstipatie, krampen door ophoping van ontlasting in de buik, een vol gevoel of een gevoel van te weinig doorstroming in de buik en winderigheid. Deze winderigheid wordt gekenmerkt door een sterke reukafscheiding.

13.5.2 TE HARD OF TE WEEK

Een goed functionerende dikke darm geeft op de voet een reflexgebied te zien dat een duidelijke elasticiteit vertoont.
Een te hard dikkedarmreflexgebied duidt op een verhoogde spanning van het orgaan in het lichaam: de tonus is te hoog. Klachten ten gevolge van een te hoge tonus komen overeen met de klachten die beschreven staan in paragraaf 13.5.1.
Een te week dikkedarmreflexgebied duidt op verminderde elasticiteit van het orgaan in het lichaam. Met andere woorden, de tonus van de dikke darm is te laag. Klachten ten gevolge van een te lage tonus komen overeen met de klachten die beschreven staan in paragraaf 13.5.1.

13.5.3 VERLOOP VAN DE DIKKE DARM

Het verloop van de dikke darm is reeds besproken. Bij de diagnostiek van het verloop let u op twee punten, namelijk:
a   Is het verloop al dan niet zichtbaar op de voetzool?
b   Als het verloop zichtbaar is, toont dit verloop zich dan op een 'normale' wijze?

Als het verloop van de dikkedarmreflex op de voet aantoonbaar is, duidt dit in ieder geval op een zwakte van de dikke darm. U kunt stellen dat de cliënt aanleg heeft voor klachten als verstopping, afwisse-

lend zachte en harde ontlasting, en onregelmatige ontlasting. Hoe scherper de lijnen getekend staan, hoe zwakker dat deel van de dikke darm in aanleg is. Na de constatering van een aanwezige tekening van het verloop op de voet, gaat u na of deze tekening een 'normaal' verloop laat zien. Bij een normaal verloop let u op de volgende punten:
- Is er sprake van een normale breedte, en zo ja, is deze over het hele verloop gelijkmatig?
- Lopen alle delen (opgaande, dwarslopende en neergaande deel) recht of is er sprake van één of meerdere kronkels?

Een normale breedte is slechts vast te stellen met ervaring van meerdere voetdiagnoses. Constateert u een te brede dikkedarmreflex, dan kunt u stellen dat de spanning verlaagd is en de dikke darm in het lichaam te wijd is. Constateert u daarentegen een te smalle dikkedarmreflex, dan kunt u stellen dat de spanning op de dikke darm verhoogd is en de dikke darm te nauw is. In beide gevallen kan er sprake zijn van verstoppingsklachten. Als de dikke darm te wijd is, dan zal er meestal sprake zijn van constipatie of obstipatie. Is hij daarentegen te nauw, dan zal er meestal sprake zijn van wat men noemt 'een spastische dikke darm'. Bijbehorende verschijnselen zijn dan afwisselend verstopping met harde ontlasting en diarreeachtige ontlasting.

Hoe gelijkmatiger de breedte van de dikkedarmreflex is, des te gelijkmatiger de spanning van de dikke darm.

Vervolgens schenkt u aandacht aan het al dan niet recht lopen van de verschillende delen van de dikke darm. Een zichtbaar verloop van de dikke darm geeft op zich een zwakke aanleg van dit orgaan weer.

In het gunstigste geval heeft dit verloop rechte banen van een juiste breedte. Het opgaande deel van de dikkedarmreflex loopt tot net onder de leverreflex en van daaruit met een rechte baan dwars over de voet. Op de linkervoet, ongeveer halverwege, gaat het dwarslopende deel van de dikkedarmreflex verder in een rechte baan (hooguit iets gelijkmatig schuin omhooglopend) tot de miltreflex. Hier buigt de dikkedarmreflex naar beneden, zodat de neergaande tak in een rechte baan tot de hiel loopt. Van daaruit begint het inwendig verloop weer dwars over de voet, net boven de hiel.

In een minder gunstig geval loopt de dikkedarmreflex meer naar binnen, naar buiten, naar beneden of juist omhoog. Deze afwijkingen geven aan waar in het lichaam de dikke darm een afwijkend verloop vertoont. Dit kan leiden tot vage of duidelijke klachten. Een voorbeeld is een naar beneden verlopend dwars deel, dat kan duiden op verzakking van de dikke darm in het verloop tussen lever en milt. Deze situatie kan leiden tot bijvoorbeeld verzakkingsklachten van andere buikorganen of functioneringsklachten van andere organen door ruimtegebrek. Het tijdig vaststellen van een verzakking van de dikke darm in dit gebied en het herstellen van de natuurlijke spanning (en op de voet het normale verloop) kan veel buik- en/of buikorgaanklachten (op latere leeftijd) voorkomen.

13.6 Massage

Massage van het dikkedarmreflexgebied dient in bijna alle situaties te geschieden in het verloop ervan. U begint dus op de rechtervoet bij de overgang van de dunne darm naar dikke darm, dan omhoog naar de leverreflex, daar ombuigen tot de wervelkolomreflex. Vervolgens op de linkervoet vanaf de wervelkolomreflex naar de milt, daar omlaag naar de hiel, boven de bekkenbodemreflex ombuigen en hierboven naar de wervelkolomreflex. In feite loopt de dikke darm verder door over de hielrand naar de achillespees, waar de reflex van de endeldarm en anus in het gootje boven de achillespees te vinden is. Net als bij lichaamsdelen die zich in het midden van het lichaam bevinden, vindt u de reflex van het laatste stukje van de dikke darm en de anus op beide voeten terug. Ook de klep van Houston vindt u op de hielranden.
Allereerst behandelt u de rechtervoet. Komt, om wat voor reden dan ook, de massage van de linkervoet in het gedrang, dan is het zaak dat u in ieder geval de hypofyse en de dikke darm op de linkervoet masseert. Als u het eerste deel van de dikke darm wel masseert en het tweede deel op de linkervoet niet, kan de cliënt hiervan hinderlijke klachten ondervinden (zoals opgeblazenheid en winderigheid).
U masseert het dikkedarmreflexgebied (ook op de linkervoet) in eerste instantie circulair. Na de circulaire massage strijkt u het reflexgebied nog enkele malen uit in het verloop van de dikke darm onder de voet. Masseer rustig en behoedzaam. Masseer de eerste keer niet te lang, zodat u geen overmatige prikkel geeft. De dikkedarmreflex is typisch een gebied dat u beter meerdere malen kort dan bijvoorbeeld één keer per week zeer intensief kunt behandelen.
Bij klachten van endeldarm, rectum of anus masseert u de binnenzij-

de van de hielranden en de gootjes bij de achillespees. De eventueel aanwezige spanning in de klep van Houston kan bij een juiste dosering verdwijnen, waardoor de ontlasting makkelijker verloopt.

Bij zeer pijnlijke delen van de dikkedarmreflex oefent u weinig tot geen druk uit bij het masseren. Beter nog kunt u dit gebied vibrerend behandelen, waardoor u met een zeer lichte prikkel toch een goed effect bewerkstelligt.

Bij hevige diarree zonder duidelijk aanwijsbare reden, kunt u het proces trachten te stoppen door in tegennatuurlijke richting te masseren. Kent u de oorzaak van de diarree wel, dan is het raadzaam slechts na overleg met een deskundige te masseren. Wees te allen tijde voorzichtig, masseer kortstondig en zeer bedachtzaam.

U begint in de desbetreffende situatie dus in het gootje boven de achillespees van het linkerbeen, vervolgt de massage langs de hielrand, gaat net boven de bekkenbodemreflex de voetzool op, masseert richting buitenzijde enzovoort.

Mocht meerdere malen op deze manier kort behandelen niet het gewenste resultaat geven, stop dan met masseren en raadpleeg een deskundige.

14 De lever

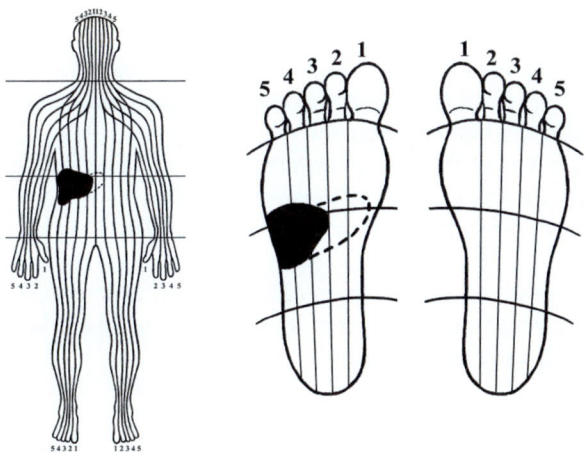

14.1 Anatomie

De lever is een orgaan van ongeveer 1500 gram. Naast maag en darmen is de lever het grootste orgaan in de buikholte. De lever ligt rechtsboven in de buikholte vlak tegen het middenrif. De lever ontvangt bloed via de poortader (van de maag en darmen) en via de leverslagader. Via de leverader geeft deze bloed af. Behalve bloed geeft de lever galvloeistof af aan de galkanaaltjes. Deze galkanaaltjes verzamelen zich in galbuisjes en deze laatste transporteren de galvloeistof naar de galblaas.

14.2 Fysiologie

De lever heeft tal van functies. Men kan deze als volgt samenvatten:
- het controleren van de bloedconcentratie van opgenomen voedingsstoffen, onder andere glucose, aminozuren en vetten;
- het handhaven van de concentratie van bepaalde bloedbestanddelen, onder andere cholesterol en fibrinogeen (dit is een stof die een rol speelt bij de bloedstolling);
- het uitscheiden van bepaalde stofwisselingsproducten zoals hormonen en bilirubine (= galzout);
- het verwijderen of onschadelijk maken van lichaamsvreemde stoffen die via darmen, longen, huid of bijvoorbeeld door injecties het lichaam zijn binnengekomen;
- het regelen van de warmtehuishouding (door de grote activiteit binnen dit orgaan komt er veel warmte vrij);
- het produceren van gal voor de vertering van vet.

Al het bloed uit maag en darmen gaat eerst door de lever. De lever selecteert, verwerkt, verbrandt en slaat stoffen op. Bij alle koortsprocessen is de lever zeer actief.

14.3 Symboliek

Globaal zorgt de lever voor de wederopbouw en verversing van het bloed. Het bloed staat voor levenskracht. Om u in stand te houden, initiatief te ontplooien, u te ontwikkelen en te genieten van alles wat het leven te bieden heeft. De lever zorgt ervoor dat de levenskracht in stand gehouden en opgebouwd wordt na een periode van lichamelijke en/of geestelijke krachteloosheid.
In principe moet al het 'te' (dus te weinig, maar ook te veel) verwerkt worden door de lever. In welk opzicht iemand ook té gulzig is, of te weinig aandacht besteedt aan iets, hij zal daarmee de lever overbelasten. Ook het dragen van te veel zorg – hoe menslievend het doel ook moge zijn – zal ten koste gaan van de leverenergie.
Belangrijk is dat u de wereld die binnen aantrekkingskracht en vermogen ligt, leert te accepteren. Dit betekent niet dat er geen nieuwe

ontwikkelingen meer verteerd kunnen worden, maar er zal een duidelijke keuze gemaakt moeten worden. Het ideaal afstemmen op dat wat haalbaar is. Blijft men te veel van zichzelf vergen, dan zal op den duur de lever uitgeput raken en zal er weinig geestelijke en/of lichamelijke kracht meer zijn om het proces tot 'wederopbouw' of 'nieuwbouw' te beginnen. Men verliest als het ware zijn geestelijke en lichamelijke elasticiteit.

14.4 Plaatsbepaling

De lever ligt rechtsboven in de buikholte tegen het middenrif aan. Hij ligt in een deel van de tweede, in de derde, vierde en vijfde zone, net boven het midden in de romp.
Op de voeten vindt u de lever alleen op de rechtervoetzool terug en wel in een deel van de genoemde zones, onder de reflexzone van het middenrif.

14.5 Diagnostiek van de reflexgebieden

Het leverreflexgebied toont optimaal als het roze en elastisch is, en relatief voldoende ruimte inneemt. Een onderscheid tussen aanleg en conditie kan niet gemaakt worden, aangezien de lever alleen op de rechtervoet toont. Door een goede anamnese kunt u erachter komen of er een verschil is tussen constitutie en huidig functioneren (met name wat betreft de relatieve grootte van de leverreflex).

14.5.1 TE ROOD OF TE BLEEK
Een te rood leverreflexgebied geeft aan dat er grote energietoevoer naar de lever plaatsvindt. De activiteit binnen het orgaan is dan meestal verhoogd. Het kan zijn dat de lever tijdelijk meer energie nodig heeft om de levensprocessen zo goed mogelijk te laten verlopen, bijvoorbeeld voor het goed verteren van een zware maaltijd, het afbreken van medicijnresten, het in stand houden van de temperatuur ondanks de vermoeidheid van het lichaam en het meewerken aan het 'overwinnen' van een verkoudheid. Alleen als de situatie niet te lang duurt, zal de lever hiervan geen nadelige effecten ondervinden.
Een te bleek leverreflexgebied geeft aan dat er een geringe energietoevoer naar de lever plaatsvindt. De activiteit binnen het orgaan is dan meestal iets teruggelopen. In het algemeen volgt een periode van

te weinig energie op een te lange periode van te veel energie. Er ontstaat een soort plaatselijke vermoeidheid en het 'werktempo' wordt omlaag gebracht. Als dit in de lever plaatsvindt, geeft dit symptomen als vermoeidheid, lusteloosheid en gebrek aan eetlust.

Duurt de situatie voort dan kunnen er zaken optreden als depressiviteit, temperatuurschommelingen binnen het lichaam, een slechte conditie van nagels en haren. In ernstiger situaties kan de cliënt klachten hebben die geschaard worden onder de ziekte van Pfeiffer en het postviraal-syndroom (zie verder hoofdstuk 18 'De milt en het lymfesysteem'). De lever zelf wordt eigenlijk pas aangetast bij ernstige ziektebeelden.

14.5.2 TE HARD OF TE WEEK

Een te hard leverreflexgebied duidt op chronische overbelasting van het orgaan. Hierbij staat de cliënt zichzelf niet toe te luisteren naar zijn lichaam. Iedere keer verlegt hij de grens van het uithoudingsvermogen. Dit geeft uiterlijk het beeld van iemand die 'ondanks alles' in staat is zich te handhaven, schijnbaar zonder moeite. Inwendig vindt er echter een uitputtingsslag plaats. Op een gegeven moment is de situatie onhoudbaar en stort men in. Met alle gevolgen van dien.

Een te week leverreflexgebied ontstaat ook door chronische overbelasting. Deze is niet ontstaan door een 'dwang' van binnenuit, maar eerder door het overmatig laten binnenkomen van indrukken waar men 'zich zorgen om moet maken'. Of op stoffelijk niveau voedsel dat te zwaar verteerbaar is. De cliënt kan moeilijk 'nee' zeggen en overlaadt zichzelf met stoffelijke producten en emotionele ervaringen, die hij moet selecteren naar 'verwerking', 'opslag' en 'uitscheiding'.

Klachten op dit gebied zijn bijvoorbeeld algemene spijsverteringsstoornissen, moeilijkheden met vertering van vet, vermoeidheid, gevoel van krachteloosheid, lusteloosheid, depressiviteit en spataderen. Een andere levenshouding is vaak nodig om voor zichzelf een balans te vinden. Rust, (leren) ontspannen, tijd nemen voor zichzelf, gezonde licht verteerbare voeding, massages, warme wikkels, kruiden en homeopathische geneesmiddelen kunnen ertoe bijdragen dat men zich weer lekkerder voelt en de lever als orgaan weer optimaal functioneert.

14.5.3 TE GROOT OF TE KLEIN

Een relatief groot leverreflexgebied kan aangeven dat iemand veel stoffelijke en niet-stoffelijke indrukken kan verwerken. De betrokken persoon zal zich goed staande kunnen houden in een intensief hulpverlenend beroep, een groot aantal kinderen kunnen opvoeden enzovoort. Al is de lever een van nature sterk orgaan, toch kan ook bij zo iemand de grens bereikt worden. Een opgezette lever kan ook ontstaan door overactiviteit, bijvoorbeeld in een periode met veel stress. Als het leverreflexgebied rood kleurt, is het zo goed als zeker dat de lever te hard werkt. Als therapeut kunt u door een goede anamnese achter de toedracht komen en hierop uw therapie afstemmen.

Een relatief klein leverreflexgebied duidt op een gering vermogen om stoffelijke en niet-stoffelijke indrukken te verwerken. De eigenaar van zo'n leverreflexgebied zal er goed aan doen een leven zonder veel excessen te leiden. Belangrijk is ook om te leren waar de grens ligt tussen zorg dragen voor en het (over)nemen van de verantwoordelijkheid van iemand anders.

14.6 Massage

Het leverreflexgebied wordt ook weer in banen gemasseerd. De massage begint op het hoogste en meest aan de binnenrand gelegen punt. Van daaruit masseert u rustig circulair naar de buitenrand. Vervolgens masseert u de baan eronder op dezelfde wijze en zo verder. Als u alle banen enkele malen gemasseerd hebt, strijkt u baan voor baan uit, in dezelfde richting als u de massage hebt uitgevoerd. De lever is een zeer belangrijk verwerkingsorgaan. U kunt overwegen na behandeling van de hele rechtervoet het leverreflexgebied een tweede keer uit te strijken. Waarna de algehele voetuitstrijkingen nog volgen.

De galblaas   15

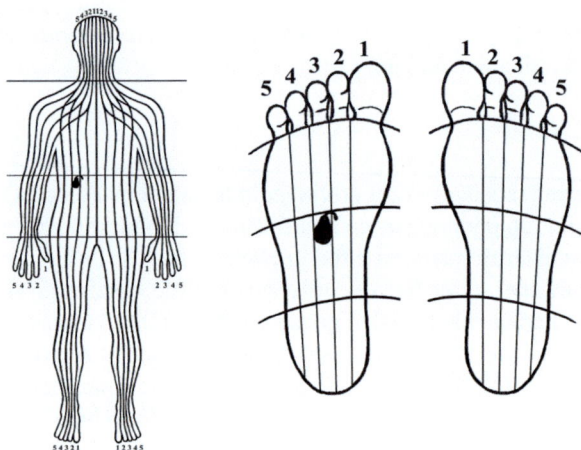

15.1   Anatomie

De galblaas is een peervormige zak van acht tot twaalf centimeter lang en zo'n vijf centimeter breed. Hij kan acht tot twaalf milliliter vloeistof bevatten. De galblaas ligt in een holte van de lever en is hiermee door bindweefsel verbonden. De wand van de galblaas is tamelijk dun.

15.2 Fysiologie

De lever produceert een hoeveelheid gal die in de galblaas wordt opgeslagen en ingedikt. Prikkeling via zenuwen of hormonen leidt tot ontspanning van de sluitspier, waardoor de galafscheiding naar de dunne darm kan plaatsvinden. Daar aangekomen speelt de galvloeistof een belangrijke rol bij de neutralisering van de zure voedselbrij uit de maag. Een andere belangrijke functie is het splitsen van vet.

15.3 Symboliek

De galvloeistof is een van de meest agressieve stoffen die het lichaam produceert. Deze stof is in staat een andere zeer agressieve stof, namelijk het maagzuur, te neutraliseren. Hierdoor kan er geen beschadiging van het dunnedarmslijmvlies plaatsvinden. U zou het ook anders kunnen formuleren, namelijk dat galvloeistof ervoor zorgt dat men niet verzuurt, maar dat men verder kan verteren. Zelfs zwaar verteerbare stoffen als vetten kunnen door de agressieve galvloeistof worden afgebroken. Hierna is men in staat ze op te nemen. Deze agressie heeft dus nut.

Symbolisch gezien is de galvloeistof de stof van de daadkracht. Deze daadkracht kunt u op een positieve en op een negatieve manier gebruiken. Positief, door losgekomen energie te gebruiken voor het opbouwende, het constructieve, het vormende en het scheppende. Negatief, door de losgekomen energie te gebruiken voor het afbrekende, het destructieve en het kapotmaken.

Hoe iemand met deze krachtige vorm van energie omgaat, bepaalt ieder uiteraard voor zich. Regelmatig ziet men mensen die alles slikken, weinig verwerken, zich nauwelijks uiten en niets loslaten. Door de indrukken evenwel binnen te laten, komt er een reactie los en als het goed is, wordt die reactie ook getoond. Blijft de reactie ergens 'in het midden' hangen, dan raakt de energie geblokkeerd en zal deze blokkade op den duur ook de opname van nieuwe indrukken belemmeren. Een duidelijk voorbeeld hiervan is de migraineaanval: men is niet meer in staat op te nemen (vaak misselijkheid, zichtstoornissen, ondraaglijke hoofdpijn) en de uitscheiding is explosief (overgeven, diarree). Het lichaam compenseert door alle nog niet eerder naar buiten getoonde krachten 'met geweld' eruit te gooien. Hieronder lijdt men zelf het meest.

Gal is een zeer bijtende stof. Net als bij het maagzuur past ook hier de uitdrukking 'uzelf opvreten'. Nu kunt u zichzelf op twee manieren 'opvreten'. Iemand kan zich constant ergeren aan zichzelf en alles wat hij onderneemt 'afkraken'. Een groot minderwaardigheidscomplex ligt hieraan ten grondslag. De tweede manier noemen we een wilsobstructie. Om één of meerdere redenen durft u de confrontatie met de omgeving niet aan en doet u niet wat u eigenlijk zou willen. U past zich vaak aan uit angst 'anders, vreemd, onaardig, niet lief en niet normaal' te worden gevonden. Als dit proces te lang duurt, ontstaan er galstenen. De galvloeistof wordt dan zo ver ingedikt dat er steenvorming mogelijk is. U zou kunnen zeggen dat galstenen 'ergernisstenen' zijn. Ergernis over te lang niet (kunnen) doen wat u echt wilt. Ergernis over te lang niet uiten en handelen vanuit uw gevoel.

15.4 Plaatsbepaling

Net als de lever ligt de galblaas in de bovenbuik onder de ribbenboog aan de rechterkant. Hij bevindt zich in de derde zone rechtsboven in de buikholte tussen de lever en de maag. De galblaas ligt dus onder het middenrif.
Het reflexgebied van de galblaas vindt u alleen op de rechtervoet in de derde zone tussen de reflexgebieden van lever en maag, onder het reflexgebied van het middenrif.

15.5 Diagnostiek van de reflexgebieden

Een goed functionerende galblaas geeft geen reflexgebied te zien op de voet. De huid dicht tegen de leverkwabreflex toont roze, glad en elastisch. In geval van massage van dit gebied zal de cliënt geen onaangenaamheden ervaren. Net als bij de lever kunt u alleen via de anamnese achterhalen of het hier een constitutioneel of conditioneel gegeven betreft.

15.5.1 TE ROOD OF TE BLEEK
Een te rood galblaasreflexgebied duidt op een overmatige energietoevoer naar dit gebied. Het kan tijdelijk nodig zijn meer energie en daadkracht op te brengen dan men eigenlijk heeft. Deze situatie mag echter niet te lang duren, anders gaat het ten koste van de cliënt zelf

en put men de galblaas (en de lever) uit. De overbelasting kan zowel op het gebied van ondernemen als op het gebied van verteren betrekking hebben.

Als de cliënt steeds meer doet of meer verteert dan hij energetisch gezien kan opbrengen, tast hij in eerste instantie een reservebron aan. Op de voet toont dit als een te bleek galblaasreflexgebied. Herstel naar de oorspronkelijke energiehuishouding is dan tamelijk eenvoudig door te rusten, zich te ontspannen of te slapen. Wel kunnen er al bepaalde ideeën bedacht worden, maar het is nog te vroeg om ze ten uitvoer te brengen. Neemt de cliënt zichzelf niet genoeg in acht, dan zet het proces zich verder voort en ziet men op de voetzool een week en rimpelig galblaasreflexgebied ontstaan.

15.5.2 TE HARD OF TE WEEK

Een te gespannen galblaasreflexgebied geeft aan dat de cliënt op de toppen van zijn kunnen loopt en chronisch te veel van zichzelf eist. Onder alle omstandigheden blijft men presteren. Vóór het komt tot een week galblaasreflexgebied (de uitputting) wordt de galblaasreflex hard. Hij raakt als het ware tot het uiterste gespannen. In het lichaam en de geest van de cliënt speelt deze overreactie ook. Een overreactie die meestal geboren wordt uit ergernis over de kwaliteit, snelheid en uitvoering van andere mensen. De cliënt heeft niet het vertrouwenen/ of de wil 'de zaak uit handen te geven', maar voert zelf alles uit. Hiervoor is enorm veel (daad)kracht nodig. Onder geen enkele omstandigheid wordt her- en erkend waar de eigen grenzen liggen en men gaat maar door. Meestal totdat zo iemand met een enorme 'klap' gevloerd wordt en vaak voor langere tijd uitgeschakeld is. Leren voelen en respecteren van de eigen grenzen, leren vertrouwen op het kunnen van anderen, leren ontvangen, leren relativeren en overgeven zijn levenslessen om beter met zichzelf om te kunnen gaan. Fysiek kunnen voetreflexologie, voedingsadviezen, algehele lichaamsmassage, wikkels, kruiden en homeopathische middelen helend werken. Een week en rimpelig galblaasreflexgebied duidt op een verzwakte galblaasfunctie. Dit kan voortkomen uit een te geringe galproductie, waardoor de galblaas minder hoeft te functioneren en verzwakt. Zoiets kan aangeboren zijn, maar ook in de loop van de tijd ontwikkeld zijn. De tekening op de voetzool geeft aan dat de cliënt moeizaam ideeën en/of gedachten gestalte geeft. Het blijft bij plannen, ideeën, gedachten, schema's. Men is niet in staat ideeën vorm te geven en gedachten te kristalliseren tot iets 'tastbaars'.

Het hoeft niet alleen een kwestie te zijn van niet kunnen, het kan ook een kwestie zijn van niet willen. Door u te uiten, laat u uzelf zien en dat maakt kwetsbaar. Het uiten van gevoelens of het uiten van creativiteit kan enorme angst oproepen. Angst voor de werkelijke kracht die men heeft. Angst om die niet in goede banen te kunnen leiden. Zeker met gevoelde agressie kan dit heel bedreigend zijn. Het leren uiten en transformeren van deze explosieve energie kan een blokkade voorkomen.

Een andere oorzaak van een verzwakking van de galblaas kan liggen in een chronische overbelasting, waardoor uitputting ontstaat. Hoewel deze galblaaszwakte hetzelfde toont, is de oorzaak die eraan ten grondslag ligt totaal anders. De cliënt heeft voldoende gal (dus daadkracht) ter beschikking, maar heeft te vaak en te veel van deze daadkracht geëist. Er wordt steeds méér energie gebruikt dan er aangevoerd wordt. De cliënt respecteert de grenzen van zijn kunnen niet. Uitputting van de galblaas en de lever zijn het gevolg. Slechts door bewuste keuzen en verandering van levenshouding kunnen de lever- en galblaasenergie zich herstellen tot normaal niveau.

Naast voetreflexologie doet de cliënt er goed aan zich meer te ontspannen en licht verteerbaar voedsel tot zich te nemen. Het accent verschuift van 'doen' naar 'zijn'. Het bewust worden van zijn eigen grenzen en deze respecteren kan geleerd worden door zichzelf te onderscheiden van de handelingen die men verricht. Door het scheppen van een afstand is hij beter in staat zichzelf te bekijken, zonder direct te vervallen in emoties en be- en veroordelingen. Therapeutische begeleiding kan hierbij helpen.

15.5.3 EEN PIJNLIJK REFLEXGEBIED

Een pijnlijk galblaasreflexgebied duidt op een overbelasting in de galblaas zelf. Dit kan veroorzaakt worden door een te grote galproductie die niet gebruikt wordt en daardoor ingedikt moet worden in de galblaas. Ook een ontsteking in het gebied van de galblaas en/of galstenen kunnen de oorzaak zijn. Een goede anamnese is in deze situatie onmisbaar. Deze verschijnselen kunnen namelijk vage klachten geven (misselijkheid, pijn in de zij na het eten), waardoor u de ernst van de klachten zou kunnen onderschatten. Bij duidelijke (pijn)klachten altijd een bezoek aan de huisarts adviseren.

Houd ook nu de mogelijk onderliggende angst voor de eigen agressie in uw achterhoofd. Het feit dat de cliënt tijdenlang zijn agressie heeft weten te onderdrukken en een zeer menslievend voorkomen heeft, wil niet zeggen dat de agressie er niet meer is. Agressie op zich is niet negatief of positief. Door zelf een bepaalde lading aan het gevoel toe te voegen, kan de cliënt de agressie als zó bedreigend ervaren dat het beter lijkt deze te onderdrukken. Het leren omgaan met agressie is onontbeerlijk om gebruik te kunnen maken van het eigen potentieel en de eigen creativiteit. Zelfs als medisch ingrijpen noodzakelijk is, zullen bewustwording en aanpassing in het handelen de werkelijk helende factoren zijn.

15.6 Massage

Massage van het galblaasreflexgebied gebeurt met een vinger die u recht op het reflexgebied plaatst. U drukt de vinger rustig de diepte in. Goed waarnemen of er een bepaalde onregelmatigheid in het weefsel te voelen is en of de cliënt het aftasten als gevoelig of pijnlijk ervaart. Voelt u niets verontrustends, masseer dan rustig circulair tot u het zelf voldoende acht. Ervaart u een onregelmatige structuur, dan masseert u rustig en zachtjes circulair, waarbij u de druk van de massage langzaam laat toenemen.
Ook als de cliënt gevoeligheid of pijn ervaart, masseert u rustig en zachtjes en laat u zo mogelijk de druk toenemen. Hierbij goed contact met de cliënt houden. Mocht zelfs dit te gevoelig zijn, dan kunt u het gebied rustig vibreren. Deze prikkel is iets zachter, maar niet minder effectief. Als u nog geen anamnese heeft afgenomen, doe dit dan nu, zodat u weet waar u mee bezig bent.

De alvleesklier 16

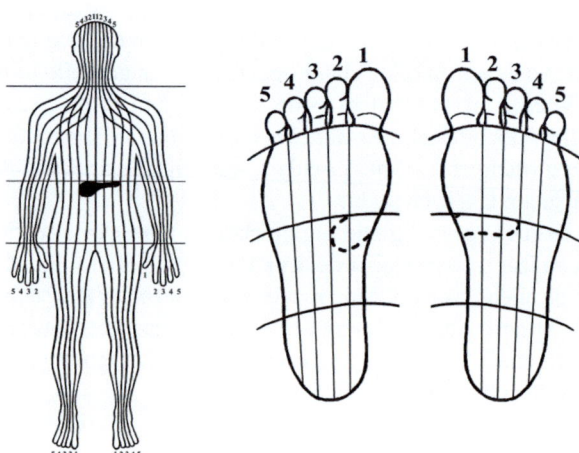

16.1 Anatomie

De alvleesklier, ook wel pancreas en buikspeekselklier genoemd, ligt centraal in de bovenbuik. Deze is veertien tot achttien centimeter lang en weegt ongeveer zeventig gram. De alvleesklier is een wigvormig orgaan. Men onderscheidt de kop (rechts), het lichaam en de staart (links). De alvleesklier ligt ingebouwd tussen de wervelkolom en aorta aan de achterzijde, en de maag en dunne darm aan de voorzijde.

De alvleesklier is hoofdzakelijk opgebouwd uit klierweefsel. Hiertussen liggen ophopingen van cellen met een hormonale functie (de eilandjes van Langerhans).

16.2 Fysiologie

De alvleesklier produceert:
1 hormonen voor het in evenwicht houden van de suikerspiegel (endocriene deel). Alle informatie over het hormonale functioneren vindt u in hoofdstuk 19;
2 spijsverteringssappen (exocriene deel).

In dit hoofdstuk wordt voornamelijk ingegaan op de spijsverteringsfunctie van de alvleesklier. De alvleesklier wordt in de eerste plaats door de zenuwen gestimuleerd tot de productie van spijsverteringssap. Later staat deze productie ook onder invloed van de maagvulling en vindt er zelfs hormonale prikkeling plaats (dit laatste vanuit de dunne darm). De samenstelling van het alvleeskliersap wordt bepaald door de samenstelling van het voedsel. Het sap wordt afgegeven via de papil van Vater, op de plaats waar ook de galvloeistof uit galblaas en lever de dunne darm binnenkomt. Enzymen uit dit sap zorgen voor de vertering van vetten en koolhydraten. Tevens wordt er een pro-enzym voor eiwitafbraak geproduceerd, dat in de dunne darm wordt omgezet in het werkzame enzym. Hierdoor wordt er een optimaal rendement gehaald uit de aangeboden voedingsstoffen en zal de feces van goede samenstelling zijn, waardoor de afvoer voorspoedig verloopt.

16.3 Symboliek

De alvleesklier heeft een centrale positie in het spijsverteringsproces. In geval van disfunctioneren zullen alle andere spijsverteringsorganen harder moeten werken om het verteringsproces toch goed te laten verlopen. Vertaald naar het psychische vlak heeft de alvleesklier een centrale functie in het accepteren van alle facetten van het leven. In tegenstelling tot het ademen is eten niet autonoom, maar het staat onder invloed van de wil. Met behulp van deze wil kan men een gerichte keus maken, waardoor men het leven in stand houdt en zelfs de kwaliteit kan verbeteren. Klachten die voortkomen uit het minder goed functioneren van de alvleesklier hebben dan ook te maken met een diepgewortelde (meestal onbewuste) verwerping van het leven. Men kan het leven niet accepteren zoals het zich voordoet en trekt zich gevoelsmatig terug. Door zich hiervan bewust te worden en ermee te leren omgaan, wordt de verbinding hersteld. In dit proces ondergaat men allerlei heftige gevoelens, zoals haat, onmacht, wrok, jaloezie, die de mens ervan weerhouden alles wat leeft onvoorwaardelijk lief te hebben en te respecteren.

16.4 Plaatsbepaling

De alvleesklier ligt in de eerste, tweede en derde zone rechts en links. Hij ligt helemaal ingebouwd tussen de wervelkolom en allerlei andere buikorganen, waardoor de reflexgebieden op de voet bijna niet terug te vinden zijn. Alleen het staartdeel ligt vrij, links naast de maag in de buikholte. Het is op de voet terug te vinden als reflex naast het maagreflexgebied in de derde zone op de linkervoet.

16.5 Diagnostiek van de reflexgebieden

De diagnostiek wordt bemoeilijkt door de ingekapselde ligging van de alvleesklier in de buik en als reflexgebied op de voet. Slechts het staartgedeelte kan gediagnosticeerd worden. Dit geeft onvoldoende informatie voor een gefundeerde diagnose. Mocht uit de anamnese blijken dat de cliënt spijsverteringsklachten heeft waar de alvleesklier ook bij betrokken is, dan kunt u in de diepte 'achter' de maagreflex de conditie van dit gebied proberen in te schatten. Dit vraagt enige ervaring, waardoor u kunt onderscheiden welke informatie bij de maag- en welke bij de alvleesklierreflex hoort. Zelfs met ervaring is deze diagnostiek nooit honderd procent zuiver.
Mocht u bij het staartgedeelte of achter het maagreflexgebied weekheid voelen, dan kan de alvleesklier de gevraagde activiteit moeilijk opbrengen. Hardheid van dit reflexgebied betekent een mobilisatie van krachten om evenwichtig te kunnen blijven functioneren. Het gebied is dan gevoelig voor aanraking. In beide situaties (te week of te hard) kan dit leiden tot spijsverteringsklachten als winderigheid, te veel vet in de ontlasting, krampen en opgeblazenheid. Als het hormonale gedeelte moeizaam functioneert, kunnen hypoglykemische klachten ontstaan (zie verder hoofdstuk 19).

16.6 Massage

Het reflexgebied van de staart van de alvleesklier op de linkervoet kunt u afzonderlijk behandelen, na de massage van de dikke darm.
Doe dit door uw wijsvinger rustig op het gebied (derde zone) te plaatsen en zacht circulair te masseren.
De overige delen van het alvleesklierreflexgebied worden indirect beïnvloed door massage van de maagreflex en de behandeling van de plexus solaris.

De nieren, urinewegen en blaas 17

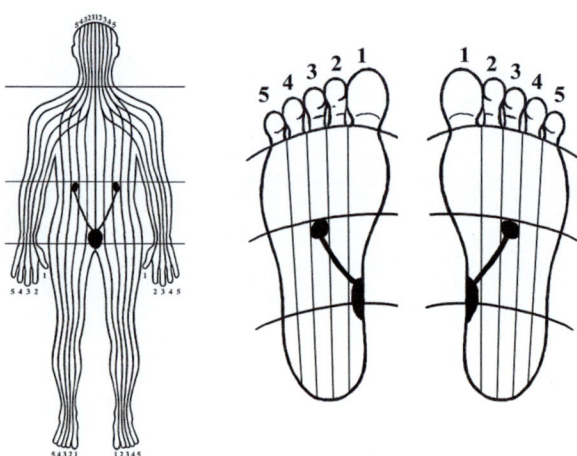

17.1 Anatomie

De nieren zijn boonvormige organen die hoog in de buikholte achter het buikvlies aan weerszijden van de wervelkolom liggen. Een nier van een volwassen man weegt ongeveer 250 gram, heeft een lengte van tien à twaalf centimeter, een breedte van vijf à zeven centimeter en een dikte van circa zes centimeter. Feitelijk is een nier uit vier lagen opgebouwd:

- het nierkapsel;
- de nierschors;
- het niermerg;
- het nierbekken (dat de kern vormt).

Een nier bestaat uit ongeveer een miljoen afzonderlijk werkende eenheden (nefronen). De toevoer van bloed naar de nieren gaat via de nierslagader. De afvoer van bloed gaat via de nierader. De afvoer van urine gaat via de urineleider naar de blaas.
De blaas is een zakvormig orgaan onder in de buik. De blaaswand is een dikke gladde spierwand met een beschermende slijmvlieslaag. De blaas wordt afgesloten door een sluitspier. Vanuit de blaas wordt de urine afgevoerd via het urinekanaal.

17.2 Fysiologie

De nieren hebben verschillende functies, die u als volgt kunt samenvatten:
- het handhaven van het zuur-base-evenwicht in het lichaam;
- het regelen van een juiste bloeddruk;
- het filteren van allerlei 'afvalstoffen' uit het passerende lichaamsvocht, zoals medicijnresten, afbraakproducten van hormonen, overtollige producten van de stofwisseling en andere overtollige stoffen, zoals enzymen en vitaminen;
- het produceren van een stof die de vorming van rode bloedlichaampjes in het beenmerg bevordert;
- het handhaven van de juiste water- en elektrolytenhuishouding (elektrolyten zijn in bloed en lichaamsvocht opgeloste zouten).

Per dag wordt er ongeveer 180 liter lichaamsvocht gefiltreerd. Via een ingenieus systeem wordt hiervan 178,5 liter geresorbeerd. De overige 1,5 liter wordt als urine afgevoerd via de urineleider naar de blaas. De exacte hoeveelheid geproduceerde urine is uiteraard persoonlijk en afhankelijk van de hoeveelheid ingenomen vocht en het functioneren van de nieren.
De blaas is een opslagplaats voor de geproduceerde urine. De omvang van de blaas neemt pas toe bij een relatief grote inhoud. U voelt dan als het ware iedere druppel erbij komen. Dit ervaart u als het verschijnsel 'aandrang hebben'. Deze aandrang resulteert normaliter in een toiletgang. Door de toegenomen spanning in de blaas raken de

zenuwen geprikkeld. Hierdoor ontspant de sluitspier van de blaas en kan de urine wegvloeien via het urinekanaal. Dit proces staat bij iemand die continent is onder invloed van de wil.

De urineleider en het urinekanaal zijn doorvoerkanalen van respectievelijk de nieren naar de blaas en van de blaas naar de buitenwereld.

17.3 Symboliek

De nieren zorgen in het lichaam dat alles in goede banen blijft vloeien. Niet alleen stoffelijk maar ook niet-stoffelijk (het laten vloeien van emotionele processen). Zo kan overmatige seksuele activiteit, waarbij alleen lust een rol speelt en het hart niet betrokken is, de nieren schaden. Ook emotionele onrust (bijvoorbeeld angst of verdriet) kan leiden tot klachten van nieren, urinewegen en blaas. De verouderde en 'giftige' emoties worden niet snel genoeg of in onvoldoende mate uitgescheiden. Hierdoor stagneert de doorstroming. Stoffen die normaliter door de nieren uitgescheiden zouden worden, blijven nu in het lichaam. Ze verzuren het bloed en worden in een later stadium in het lichaam opgeslagen. Soms worden deze afvalstoffen door andere 'vochtorganen' uitgescheiden (bijvoorbeeld via de ogen met het traanvocht, via de huid in de vorm van al dan niet ruikende transpiratie).

Als mensen hun emotionele kant onvoldoende schoonhouden, verzuren ze. Meestal gebeurt dit door angst om 'alles' (dus ook het leven) te verliezen. Men meet zich een overgecontroleerde levenswijze aan en probeert zo de levensstroom te beheersen. Maar de kunst van het leven zit juist niet in het beheersen ervan, maar in een soepel meegaande beweging met dat wat het leven te bieden heeft. Een verantwoorde levenswijze is dan ook niet te halen uit boekjes over 'hoe het zou moeten', maar is gebaseerd op een individueel verworven inzicht, verkregen uit het proces van bewustwording. Dat betekent geen stelregels, maar een juiste dosering van alles wat het leven te bieden heeft. Alles is! Of iets goed of slecht uitwerkt, is afhankelijk van de balans tussen wat men opneemt en wat men kan verwerken en uitscheiden/loslaten. Het is dus per individu per moment verschillend. Voor stoffelijke en niet-stoffelijke zaken is aandacht en een band met het gevoel nodig om de keus zo verantwoord mogelijk, per moment, te maken. Dat vraagt vertrouwen. We zullen dit illustreren aan de hand van enkele voorbeelden.

Het eerste voorbeeld betreft zout. De nieren filtreren het lichaamsvocht. De mate waarin dit geschiedt, wordt vooral bepaald door de hoeveelheid zout in het lichaam. Ieder mens heeft zout nodig om de levensprocessen normaal te laten verlopen. Als iemand echter te veel zout tot zich neemt, zal de doorstroming in het lichaam verminderen. Op emotioneel vlak gebeurt hetzelfde. Men stagneert het verwerkingsproces en probeert het 'vast te zetten'. Dit ontstaat bijvoorbeeld uit angst voor pijn, voor de confrontatie of voor het verlies: 'men doet het in zijn broek van angst', is 'pisnijdig' of heeft last van 'angstzweet'. Op allerlei manieren probeert het lichaam het vocht en de emotie alsnog te laten vloeien. Een dergelijk proces zal een pijnlijke, verharde nierreflex opleveren. Met behulp van de anamnese en integere, gerichte vraagstelling op het persoonlijke vlak, kunt u het geestelijke verwerkingsproces weer op gang brengen. De reflexmassage zorgt voor de gelijktijdige verwerking op lichamelijk vlak.

Het tweede voorbeeld gaat over de eiwitvertering. Eiwitten zijn de bouwstenen van het lichaam. Al het binnengekomen eiwit wordt in ons lichaam zó verwerkt dat het een specifiek individuele eiwitstructuur vormt. Alles bij elkaar vormt dit de verschillende weefsels van het lichaam. Ook bij beschadiging of afbraak van lichaamscellen wordt met behulp van eiwit nieuw weefsel gevormd. Zonder eiwitverwerking kan men zichzelf niet in stand houden. Een te grote eiwitbehoefte geeft aan dat iemand zichzelf nog meer zou willen vormen. Zichzelf nog 'groter' zou willen maken. Men neemt meer vlees en andere eiwitrijke producten tot zich dan men kan verwerken en uitscheiden. De eiwitten die niet verwerkt worden tot eiwitbouwstenen, worden omgezet in vet en in het lichaam opgeslagen.

Verwerkte eiwitten geven een restproduct namelijk zuren. Normaal gesproken worden deze zuren uitgescheiden. Is er een overschot (dat wil zeggen meer dan door de nieren verwerkt kan worden), dan blijven deze in het bloed aanwezig. Het bloed kan deze zuren tijdelijk meenemen in de stroom, maar als er te veel zuur is, wordt het bloed te 'zwaar'. Het bloed zet de zuren dan af in de weefsels, zoals spieren en gewrichten. Hierdoor ontstaan op den duur bewegingsstoornissen. Men wordt stram en stijf. Als iemand zichzelf probeert 'groter' te maken, dan maakt hij zich dus ook onbeweeglijker. Op psychisch gebied verzuurt hij ook, als blijkt dat hij zich niet groter kan voordoen dan hij in werkelijkheid is. Deze hang naar groter worden, is een hang naar machtiger worden en de wil het leven beter te kunnen beheersen. Zo tracht men de angst voor het leven te beheersen. Leven is echter opnemen, verwerken en loslaten. De enige blijvende oplos-

sing bestaat uit het leren omgaan met alles wat het leven te bieden heeft. Men zou kunnen proberen zijn patroon te doorbreken en het bewustzijn en de zin van het bestaan voor zichzelf te doorvoelen.
De verzuringsprocessen voelt u op allerlei plaatsen in de hele voet, in de vorm van kleine kiezelachtige verhardingen. De nierreflex is meestal hard en pijnlijk. Door massage bevordert u de lichamelijke uitscheiding en ontstaat er geestelijk welbevinden, waardoor men de angstige houding (tijdelijk) kan loslaten. Werken aan de eigen groei kan zorgen voor vergroting van het vertrouwen en vermindering van de angst.

De blaas is het orgaan waar de urine tijdelijk opgeslagen wordt. Hierin liggen dus de afgescheiden stoffen te wachten op uitscheiding. Via het urinekanaal ontdoet het lichaam zich van deze niet-bruikbare stoffen. Het is belangrijk dat deze zuivering ook daadwerkelijk plaatsvindt. Ook op niet-stoffelijk gebied. Het zuiveren van gevoelens vraagt eerlijkheid ten opzichte van zichzelf, en daardoor ten opzichte van anderen. 'Het zuiveren van blaam' en 'met zichzelf in het reine komen'. Het geweten en het innerlijke weten helpen dit proces in banen te leiden. Dit kan gepaard gaan met conflicten, zowel innerlijk als uiterlijk. Vergelijk het maar met een onweersbui: de lucht is daarna opgehelderd.

Emotioneel uitscheiden is een eerlijk uitgangspunt. Het verwerken van emoties kunt u geestelijk 'uitzeiken' noemen. Doet u dit niet, dan wordt u figuurlijk 'een zeikerd'. Men kan of wil niet werkelijk uitscheiden, zuiveren. Men blijft hangen in de emotionele sfeer en komt niet in contact met de onderliggende, wezenlijke gevoelens. Als dit proces te lang duurt, kan men zo 'pisnijdig' worden, dat op lichamelijk niveau het plassen het leven gaat beheersen, in de vorm van bijvoorbeeld chronische blaasontsteking en incontinentie. Het uiteindelijk naar buiten komen van lang opgeslagen, giftige stoffen kan gepaard gaan met hevige (ontstekingsachtige) pijn in blaas en urinekanaal. Ondanks de pijn gaat het hier om het uitzuiveren van (overmatig) geconcentreerde (gevoels)stoffen. Dat leidt tot heling.

17.4 Plaatsbepaling

De nieren bevinden zich in het midden van de romp, aan weerszijden van de wervelkolom. Zij liggen in de derde zone. Vanaf de nieren lopen de urineleiders naar de blaas, van de derde naar de eerste zone. Het urinekanaal loopt van de blaas naar de vagina of penis. Ook het urinekanaal vindt u in de eerste zone terug.

De reflexgebieden van de nieren vindt u op de linker- en rechtervoet op het snijpunt van de lengte- en de breedteas. Ze liggen in de derde zone of heel simpel gezegd: in het midden van het midden. Vanuit de nierreflexgebieden lopen de reflexgebieden van de urineleiders naar de reflexgebieden van de blaas. Het verloop is van de derde naar de eerste zone. De reflexgebieden van de blaas liggen in de eerste zone en zijn altijd zichtbaar. De reflexgebieden van het urinekanaal lopen over de binnenzijde van de hiel in de eerste zone.

17.5 Diagnostiek van de reflexgebieden

De nierreflexgebieden kunt u normaal gesproken niet onderscheiden van het omringende weefsel. De gebieden zijn roze, elastisch en ongevoelig. Alles wat daarvan afwijkt geeft een aanwijzing over de constitutie en/of conditie van de nieren. Voor de reflexgebieden van de urinewegen en de blaas gelden dezelfde criteria.

17.5.1 DE NIEREN

17.5.1.1 Te rood of te bleek

Een te rood nierreflexgebied geeft aan dat er veel energie door de nieren gebruikt wordt. Indien deze situatie te lang aanhoudt, zullen deze organen uitgeput raken en, in plaats van te hard, te langzaam gaan werken. Bij tijdelijke overbelasting krijgen de nieren meer te verwerken dan normaal. Dit kan voorkomen bij medicijngebruik en door overmatig eten en/of drinken (met name koffie en alcoholische dranken). Het is ook mogelijk dat de nierreflexgebieden duidelijk roder gekleurd zijn in een periode vol emotionele betrokkenheid, bijvoorbeeld na een zwangerschap of tijdens een rouwproces. Lichamelijk hoeven er zich geen klachten voor te doen. Als men te weinig vocht tot zich neemt, kan de cliënt klagen over druk op de rug, zeurende rugpijn of sterk ruikende, donkere urine.

Een te bleek nierreflexgebied geeft aan dat er te weinig energie door de nieren wordt gebruikt. Verminderd functioneren van de nieren kan voorkomen na chronische overbelasting van de nieren, door bijvoorbeeld te veel eten, waardoor meer restproducten worden ge-

vormd dan het lichaam kan verwerken. De cliënt kan chronisch te veel van zichzelf vergen, waardoor hij geen tijd neemt emotioneel en/of lichamelijk de opgedane indrukken te verwerken.
Zowel een te rood als een te bleek nierreflexgebied geeft aan dat iemand hard toe is aan rust. Verder is het goed de hoeveelheid voedsel te matigen, waarbij men het gebruik van dierlijke eiwitten en stimulantia in de gaten houdt. Tevens oppassen met seksuele excessen. De nier voedt namelijk de geslachtsorganen. Als u seksueel te actief bent, moet de nier te hard werken.

17.5.1.2 Te hard of te week
De energiehuishouding van de nieren is bij zeer veel mensen minder goed dan zou kunnen. Dit uit zich in een verhard nierreflexgebied. Een te hard nierreflexgebied voelt u vaak als een onregelmatig harde structuur op de kruising van de verticale en horizontale middenlijnen. Een hard nierreflexgebied is bij vrijwel iedereen pijnlijk bij aanraking. Belangrijk is dan ook dat u bij het aftasten van het nierreflexgebied voorzichtig te werk gaat en voorkomt de cliënt onnodig pijn te doen.
Een te hard nierreflexgebied duidt op oververmoeidheid. Dit kan twee oorzaken hebben. Allereerst door voortdurend te veel van zichzelf te vergen, waardoor men langzamerhand meer vermoeid raakt en wat zwaarmoediger begint te worden. Hoe verder het proces vordert, des te meer de vermoeidheid en de zwaarmoedigheid zullen toenemen. Tot men niet meer in staat is normaal te functioneren en 'oververmoeid' en 'depressief' raakt. Dit proces speelt in het hele lichaam. Willens en wetens ontkent men hoe men zich voelt en hoe weinig energie men heeft.
Alle verteringsorganen zullen vermoeid raken bij deze levenshouding. Afhankelijk van de constitutie zal het ene orgaan sneller onevenwichtig gaan functioneren dan het andere. Als de nieren betrokken of aangedaan zijn, is er sprake van een diepliggende verstoring. Omdat het lichaam minder belangrijke organen heeft, zullen deze normaal gesproken eerder uit balans of aangedaan zijn. Treden er nierklachten op, dan wordt het tijd voor lichamelijke en geestelijke begeleiding op weg naar bewustwording en welzijn.
De tweede manier om oververmoeid te raken en een te hard nierreflexpunt te krijgen, is door het langdurig ontkennen van gevoelens en emoties. De cliënt staat zich als het ware niet toe ergens gevoelsmatig bij betrokken te raken en blijft 'broeden' op eerder opgedane

emoties, die als negatief worden ervaren. Een emotionele ontlading wordt uitgesteld vanwege de (gevreesde of reële) pijn die hiermee loskomt. Deze pijn kan geestelijk en lichamelijk voelbaar zijn. Betreft het de nierzone op de linkervoet, dan vindt men de oorzaak binnen de relationele sfeer thuis. Op de rechtervoet zijn het vooral de relaties op het werk die opbreken.

Het therapeutisch uitgangspunt is de bevordering van de nierdoorstroming. Naast voetmassage kunt u denken aan veel water drinken, het afstemmen van de voeding, zodat er sprake zal zijn van zo min mogelijk restproducten en eventueel ondersteunende psycho- of lichaamsgerichte therapie.

Een te week nierreflexgebied zult u zelden aantreffen.

17.5.1.3 Een pijnlijk reflexgebied

Zoals reeds gezegd in de vorige paragraaf zal een hard nierreflexpunt vaak pijnlijk zijn. Hardheid en pijn komen vrijwel altijd gekoppeld voor. Een pijnlijk nierreflexpunt duidt op een emotionele afscherming. De cliënt gaat bepaalde gevoelens uit de weg. Scheidt deze gevoelens niet uit, maar houdt ze vast.

Gevoelens zijn er, maar nooit in een vaste vorm. Steeds veranderend geven ze een mens de kans zich te verbinden met het leven en alles wat daarbij hoort. Ze vloeien, evenals het meer tastbare element dat aan de urinewegen gekoppeld is, namelijk water. Laat men water staan, dan gaat het stinken. Het wordt op den duur een giftige stof in plaats van de levensscheppende, voedende stof die het ook kan zijn. Zo gaat het ook met gevoelens die men uit de levensstroom haalt en probeert op te slaan. Ook deze krijgen een 'vergiftigend' karakter en zullen sluimerend op de achtergrond hun invloed uitoefenen op geest en lichaam.

Dit proces kan bijvoorbeeld leiden tot verzuring. In eerste instantie verzuurt het bloed. Vervolgens wordt een 'sterker' weefsel aangetast. Zelfs de meest stevige delen van het lichaam (de botten, de tanden) blijken niet opgewassen tegen de bijtende inwerking van het zuur. Een pijnlijk nierreflexgebied roept om verwerking van oude, opgeslagen emoties, waardoor de doorstroming weer bevorderd wordt. Lichamelijk kan dit ondersteund worden met (voet)massage, leem- en/of kruidenwikkels, rustige bezigheden en aangepaste voeding.

17.5.2 De urinewegen

De reflexgebieden van de urineleiders kunt u soms op de voeten getekend zien staan. Vanuit de nierreflexgebieden lopen licht gegroefde banen naar de blaasreflexgebieden. Ook vanaf de blaasreflexgebieden kunt u over de binnenkant van de hielen gegroefde banen zien lopen. Dit zijn de reflexgebieden van het urinekanaal.

Kunt u deze tekening op de linkervoet onderscheiden, dan duidt dit op een moeilijke doorstroming van emoties. Dit kan een zwakke plek zijn in de karakterstructuur of het kan in de jonge jaren door pijnlijke ervaringen verworven zijn. Lichamelijk kan er sprake zijn van een anatomische afwijking bij de geboorte. Ook emotionele voorvallen in de huiselijke sfeer schuren als het ware door.

Vindt u deze tekening ook op de rechtervoet terug, dan heeft de cliënt nog steeds moeite met de doorstroming. Hij heeft deze problematiek nog niet op een dusdanige manier uitgewerkt dat hij in staat is zonder angst (voor kwetsing) iemand tegemoet te treden. Houd ook de optie van relationele belemmeringen op het werk open.

Vindt u deze tekening alleen op de rechtervoet, dan heeft er recent een ingrijpende gebeurtenis plaatsgevonden. Onthoud hierbij dat de gebeurtenis door de cliënt als zodanig ervaren is. Het soms schijnbaar 'onbenullige voorval' heeft diepe, emotionele beroering teweeggebracht. Omdat het zo 'onbenullig' lijkt, kan de cliënt het voorval bewust of onbewust verdrongen hebben. Pas als er voldoende vertrouwen bestaat, kan de cliënt de pijn hieromtrent doorvoelen en loslaten. En wordt de doorstroming op lichamelijk en geestelijk terrein hersteld. Voetmassage kan hierbij als zeer milde en ondersteunende therapie gezien worden.

17.5.3 DE BLAAS

17.5.3.1 *Te rood of te bleek*

Een te rood blaasreflexgebied duidt op een overmatige energietoevoer naar de blaas. Dit kan tijdelijk noodzakelijk zijn, omdat de cliënt zich 'overspoeld voelt' en de krachten zoveel mogelijk bundelt om te kunnen opslaan. Zo heeft men immers meer tijd voor verwerking. De situatie mag echter niet te lang duren. Hoe langer men het loslaten uitstelt, des te moeilijker zal het (geestelijk en lichamelijk) worden. Op den duur kunnen lichamelijke ongemakken ontstaan, bijvoorbeeld blaasontsteking. Hierbij wordt men gedwongen om veel te drinken en de doorstroming te bevorderen, waarbij men iedere keer weer ervaart hoe noodzakelijk én hoe pijnlijk het loslaten is!

Een te bleek blaasreflexgebied duidt op weinig energietoevoer naar de blaas. Dit kan een gevolg zijn van een langdurige overmatige energietoevoer, maar dat hoeft niet altijd het geval te zijn. Een bleek blaasreflexgebied geeft aan dat men alles zo snel mogelijk loslaat. Men confronteert zich niet met de stoffelijke en niet-stoffelijke indrukken, maar laat zonder duidelijke keuze 'alles' los. Dit verschijnsel komt vaak voor in combinatie met overmatige weekheid van het gebied. Wie bepaalde zaken wel opmerkt, maar zich er niet mee verbindt, gaat erover praten, klagen enzovoort. Hij gaat erover 'zeiken'. Ook lichamelijk ziet u dit verschijnsel. De cliënt moet naar aanleiding van allerlei omstandigheden (bijvoorbeeld kou, spanning, opwinding) plassen. Belangrijk is dat men de ervaring de kans geeft te bezinken en deel laat worden van het hele wezen. Dan kan men deze ervaring (los)laten en openstaan voor nieuwe ervaringen. Zo leeft men in het 'nu'. Hierin ligt de ware kracht. Men leeft met, maar niet ín het verleden. Men vertrouwt het leven vandaag en met dit vertrouwen leeft men morgen.

17.5.3.2 Te hard of te week

Een te hard blaasreflexgebied duidt op een afscherming om met het gevoel naar buiten te komen. Men houdt zichzelf 'groot' en zoekt zelf uit waar men zich gevoelsmatig mee bezighoudt en voor hoelang. De cliënt 'piekert' in stilte. Ziet u dit teken gecombineerd met een hard hartreflexgebied en een hard en pijnlijk nierreflexgebied, dan doet u er goed aan de cliënt erop te wijzen dat de spanning in het lichaam zich aan het ophopen is. Vraag in ieder geval of de bloeddruk goed is. Masseer deze mensen heel rustig en nooit lang.
Een te week blaasreflexgebied duidt op overmatige, emotionele betrokkenheid. Men kan moeilijk accepteren dat grotere machten het leven leiden in banen die men zelf niet gekozen heeft. 'Niet mijn wil, maar Uw wil geschiede.' De cliënt kan in het leven de pijn niet aan waarmee hij zich geconfronteerd voelt en raakt emotioneel overvol. Bijvoorbeeld door beelden van een hongersnood, een krantenbericht van een ernstig ongeval, een echtgenoot die ontslagen wordt. Onvoorziene omstandigheden raken de cliënt diep, waardoor deze overspoeld wordt. Dit kan leiden tot huilbuien, veel en vaak plassen, huidklachten en klagen. Bewustwording, werkelijke aandacht en ruimte voor de onderliggende gevoelens en het constructief werken met emoties zijn manieren om met het leven te leren leven. Zie verder de vorige paragraaf.

17.5.3.3 Te groot of te klein

Een groot blaasreflexgebied duidt op een groot vermogen tot accepteren en het leven laten vloeien. Tekent de rest van het blaasreflexgebied goed (dus roze en elastisch), dan is men door vertrouwen en/of inzicht in staat het leven te nemen zoals het zich ontvouwt. Deze mensen stralen kracht en vertrouwen uit. Zij kunnen andere mensen behulpzaam zijn het levensproces van opnemen en uitscheiden te leren. Geven en nemen. Ontmoeten en afscheid nemen.

Indien het blaasreflexgebied niet alleen groot is, maar gecombineerd met signalen als te week of te bleek toont, dan is er sprake van een onevenwichtigheid in het functioneren van de blaasenergie. Door interpretatie van de verschillende kwaliteiten van het blaasreflexgebied bent u in staat vast te stellen hoe men omgaat met afscheiden en afscheid nemen.

Komt een groot blaasreflexgebied alleen op de linkervoet voor, dan heeft men te maken met een cliënt die goed in staat is te accepteren hoe (liefdes)relaties met mensen die na aan het hart liggen zich ontvouwen en ontwikkelen. Dat gaat natuurlijk niet altijd zonder slag of stoot, en men is in staat de pijn hierover te doorleven. Vervolgens kan men het leven weer blijmoedig oppakken en verdergaan.

Op de rechtervoet een groot blaasreflexgebied betekent dat het komen en gaan van 'zakelijke' contacten, kennissen in de hobbysfeer of studiegenoten gezien wordt als iets wat bij het leven hoort. Ook emoties die geraakt worden binnen deze contacten mogen 'vloeien' en worden verwerkt en uitgescheiden.

Een klein blaasreflexgebied duidt op een gering vermogen tot accepteren en uitscheiden.

Vindt u deze tekening op de linkervoet, dan is de aanleg van dit vermogen klein. Aandacht voor de balans tussen opname, verwerken en uitscheiden is geboden. Anders voelt men zich snel overspoeld, waardoor men angstig of wantrouwig zou kunnen worden. Dit leidt tot het langer vasthouden van stoffelijke en niet-stoffelijke indrukken dan gezond is.

Vindt u de tekening alleen op de rechtervoet, dan is het vermogen tot uitscheiden in de loop der jaren minder geworden. Men kan 'de wereld' niet meer onbevangen tegemoet treden en accepteert moeilijk wat het leven te bieden heeft. Om niet overspoeld te raken is het belangrijk in eerste instantie slechts aan die dingen aandacht te schen-

ken, waarmee men de confrontatie werkelijk wil aangaan. Voor zover mogelijk kan men selecteren wat voedend is en wat energie kost. Bewustwording van grenzen is essentieel.
Vindt u de tekening op beide voeten terug, dan heeft men zowel in aanleg als conditioneel moeite om uit te scheiden en zich te laten meevoeren op de levensstroom. Men is geneigd tot (overmatig) controleren en beheersen van datgene wat men in het leven tegenkomt. Meestal om zichzelf staande te kunnen houden.

17.6 Massage

Massage van het nierreflexgebied geschiedt zachtjes en rustig. Zeker wanneer de cliënt aangeeft dat het reflexgebied gevoelig is, masseert u mild. Het nierreflexgebied is tevens het beginpunt van de niermeridiaan. Dit acupunctuurpunt kan gebruikt worden voor verschillende indicaties, bijvoorbeeld depressiviteit en vermoeidheid. Een langdurige beïnvloeding van dit punt werkt echter tegengesteld en zal de klachten doen verergeren. Masseer daarom nooit langer dan een minuut per keer en doe dit niet vaker dan twee keer per dag. De massage van het nierreflexgebied geschiedt circulair met toe- en afnemende druk.
Massage van de reflexgebieden van de urinewegen doet u met uitstrijkingen. Het reflexgebied van de urineleider masseert u in het verloop ervan, namelijk van de nierreflex naar de blaasreflex. Het reflexgebied van het urinekanaal masseert u ook in het verloop, dus van de blaasreflex over de binnenrand van de hiel naar de achterkant van de hiel. Het reflexgebied van het urinekanaal masseert u na de massage van de blaasreflex.
Massage van het blaasreflexgebied kan op verschillende manieren gebeuren. Allereerst masseert u het hele gebied circulair. Als u dit enkele malen gedaan heeft, knijpt u het blaasgebied zachtjes uit. U werkt daarbij naar de hiel toe. Heeft u deze handelingen verricht, dan sluit u de massage af door uitstrijkingen naar de wervelkolom. Ook nu werkt u weer naar de hiel toe. Na de massage van het blaasreflexgebied volgen de uitstrijkingen van het urinekanaal

De milt en het lymfesysteem 18

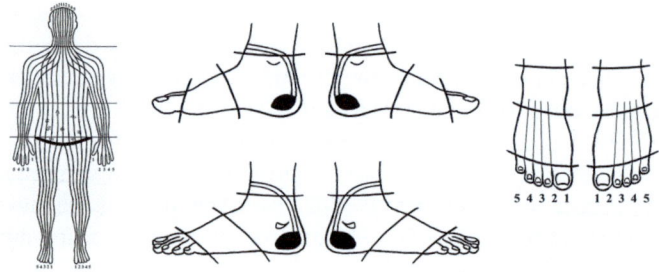

18.1 Anatomie

De milt is een orgaan dat bij het lymfesysteem betrokken is. Hij is ongeveer elf centimeter lang, zeven centimeter breed en vier centimeter dik. Hij weegt 160 tot 200 gram en heeft de vorm van een koffieboon. De milt ligt aan de linkerkant van de buikholte ter hoogte van de negende tot en met de elfde rib. Net als alle andere buikorganen wordt ook de milt omgeven door het buikvlies. De milt is geen vastliggend orgaan, maar verschuift bij de ademhaling en bij verandering van houding, bijvoorbeeld als u op uw zij gaat liggen.
Bloed wordt aangevoerd via de miltslagader en afgevoerd via de miltader (die eigenlijk uit drie aders bestaat).
De delen van ons lichaam die tot het lymfesysteem behoren, liggen verspreid in het lichaam. In een specifieke vaste vorm, bijvoorbeeld

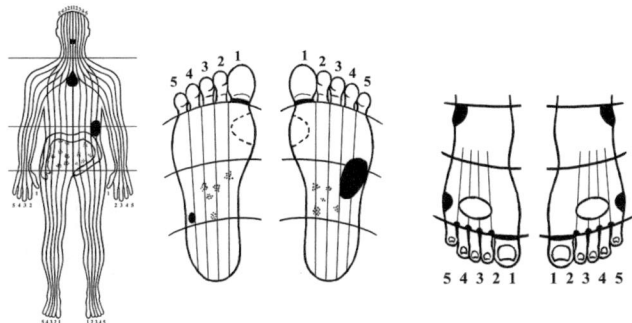

de milt, de thymus, de amandelen (zie hoofdstuk 4) en het wormvormig aanhangsel, maar ook in een ongebonden structuur, bijvoorbeeld het lymfevocht.

De thymus of zwezerik is een onderdeel van het lymfestelsel. ijt is gelegen boven het hartzakje, achter het borstbeen. Over de thymus is niet veel bekend. Voorheen dacht men dat de thymus alleen in de jaren vóór de puberteit actief betrokken zou zijn bij de vorming van T-cellen. De laatste jaren komt men er door onderzoeken steeds vaker achter dat de activiteiten van de thymus doorgaan na de puberteit. Onderzoek van de thymus wordt bemoeilijkt omdat het orgaan buitengewoon stressgevoelig is en bij 'gewelddadige indringing van buitenaf' verschrompelt, zodat er eigenlijk niets meer te onderzoeken valt. Ook bij mensen die langdurig ziek zijn geweest, is de thymus verschrompeld en niet meer voor onderzoek te gebruiken. In de strijd tegen aids wordt de thymus steeds meer als cruciaal orgaan gezien en benaderd.

Het wormvormig aanhangsel ligt aan het begin van de dikke darm, als aanhangsel van een uitstulping. In dit wormvormig aanhangsel is een hoge concentratie witte bloedlichaampjes aanwezig.

Lymfe is onderdeel van het bloed. Net als bloed bevindt het zich overal in ons lichaam, als lymfevocht, lymfebanen en -knopen. Lymfevocht is onder andere uit witte bloedcellen opgebouwd. Deze bevatten geen rode bloedkleurstof, zoals bij de rode bloedcellen het geval is. Verder bevat lymfevocht een grote hoeveelheid water en een stof voor de bloedstolling.

Witte bloedcellen zijn onderdeel van het bloed en bevinden zich dus door het hele lichaam. Voorts stromen zij meer geconcentreerd in de lymfebanen. In deze lymfebanen liggen verschillende punten van grotere concentraties lymfevocht, de zogenoemde lymfeknopen. Een grote concentratie lymfeknopen is aanwezig in de buikholte, de plaques van Peyer.

Het lymfevocht verzamelt zich in de grote borstbuis en in de rechter lymfestam en komt via de onderste sleutelbeenaders in de bloedbaan.

De witte bloedcellen zijn onder te verdelen in drie verschillende soorten. De productie van deze witte bloedcellen vindt plaats in het rode beenmerg, de milt en in de lymfeklieren. De levensduur van de witte bloedcellen loopt uiteen van één tot twee weken.

18.2 Fysiologie

De milt heeft verschillende functies:
- vorming van bloed, zowel rode als witte bloedcellen;
- afbraak van bloedcellen.

De verschillende onderdelen van het lymfesysteem hebben ieder hun specifieke functie, zoals de juiste opbouw van het lymfesysteem (de thymus), de zuivering van lymfevocht (amandelen, wormvormig aanhangsel, de lymfeknopen en de Plaques van Peyer) en het onderhoud (onder andere de milt).

Het lymfevocht bevat een stof voor de bloedstolling en wordt bij dit proces betrokken. Verder speelt de lymfe een belangrijke rol bij de vetstofwisseling.

Het lymfesysteem is het systeem dat het meest betrokken is bij de afweer tegen lichaamsbedreigende factoren. Binnendringende ziektekiemen (zoals bacteriën, virussen) en lichaamsvreemde eiwitten worden door de lymfecellen onschadelijk gemaakt. Tevens bouwen de lymfecellen aan de immuniteit van het lichaam.

18.3 Symboliek

Het lymfesysteem is een actief mechanisme om het lichaam schoon te houden van bedreigende en vervuilende stoffen. De lymfe stroomt vrij door het hele lichaam. Overal waar hij iets tegenkomt wat er niet hoort, zorgt de lymfe dat dit zo spoedig mogelijk wordt ingekapseld, verwijderd en/of vernietigd. Dit mechanisme kunt u zien als een soort treinspoor (lymfevaten), waaraan kleinere stations (lymfeknopen), grotere stations (thymus en plaques van Peyer) en eindstations (amandelen en wormvormig aanhangsel) liggen.

Trekt u deze lijn door naar het psychische vlak, dan kunt u het lymfestelsel zien als het vermogen om af te rekenen met onbewust opgedane, maar niet daadwerkelijk verwerkte indrukken. Dit kan op verschillende manieren ontstaan. Een mogelijkheid is dat de cliënt een voor hem negatief getinte indruk heeft verdrongen. Deze verdringing kan jarenlang duren, maar zal op den duur in het bewustzijn verwerkt worden. Hiervoor is nodig dat hij zich zo weerbaar voelt dat de indruk niet meer als negatief of bedreigend wordt ervaren. De lymfe levert de energie. Het lymfestelsel behoedt ons in feite voor overmatige schade door alle onbewuste indrukken te verwerken.

Dit systeem heeft dus een heel belangrijke functie. Het houdt de weerbaarheid van de mens in stand, waardoor deze kan overleven. Als het systeem de weerstand niet hoog genoeg kan houden, wordt iemand ziek. Dit kan drie oorzaken hebben: doordat hij zich te lang aan veel indrukken heeft blootgesteld, of doordat hij meer nieuwe indrukken opdeed dan verwerkt konden worden, dan wel door oneigenlijk gebruik. Van alle mogelijkheden volgt nu een voorbeeld.

Langdurige overbelasting van iemands weerstand kan voorkomen als een cliënt jaar in jaar uit alle zeilen moet bijzetten om aan de gestelde werkeisen te kunnen voldoen. Op een gegeven ogenblik is het net of er dan een knop wordt omgezet en men niets meer kan hebben. De cliënt zakt in elkaar. Hij kan zich niet meer staande houden en bezwijkt onder de druk. Door zorg en aandacht voor zichzelf en van anderen zal hij er weer bovenop komen, en weer voldoende weerstand opbouwen (stressgerelateerde uitputting).

Een voorbeeld waarbij (onbewust) te veel niet te verwerken nieuwe indrukken zijn opgenomen, kunnen we zien bij een jong kind dat pas op school zit. Het moet alle zeilen bijzetten. Op een gegeven ogenblik gaat zijn mond openhangen. Het kan zich moeilijk concentreren, heeft regelmatig klachten in het gebied van keel, neus en oren, en blijft achter ondanks alle inzet. Dit gebeurt regelmatig in de praktijk. Het kind krijgt veel meer aangeboden dan het kan verwerken. In sommige gevallen is er ineens sprake van bedplassen. De (volwassen) interpretatie is vaak dat het kind moet wennen of dat het nog te speels is. Kortere periodes met minder informatie en veel aandacht voor expressievakken (tekenen, dramatische expressie) kunnen deze kinderen de ruimte en de tijd geven de aangeboden stof in hun wezen te integreren. Het kind zal zich minder overspoeld voelen en verhoging van de afweer is niet meer nodig.

Het laatste voorbeeld betreft het oneigenlijk gebruik van het afweersysteem. Dit komt vaak in de puberteit voor. Jonge, zeer leergierige mensen, van wie de karakters zich nog niet geheel gevormd hebben, gaan op onderzoek uit en schoppen de bestaande normen en waarden van hun ouders (en deels van henzelf) omver. Ze staan 'wereldwijd' open voor allerlei nieuwe lichamelijke en geestelijke sensaties, zetten zich af tegen ouderlijke en opgelegde gedragspatronen en vormen zo hun eigen 'ik'. Vooral het afzetten tegen 'de gevestigde orde' kan nogal wat energie vergen en uiteindelijk ten koste van de eigen weerstand gaan. Dit gebeurt bijvoorbeeld bij de ziekte van Pfeiffer. Men raakt vermoeid, lusteloos en verliest zijn eetlust. Alle lymfklieren zijn gezwollen, alsof ze het hele wezen weerbaar moeten maken tegen een wereldlijke overmacht. Heilzaam zijn rust (slaap) en tijd om alle (onbewust) opgenomen indrukken te verwerken en weerstand op te bouwen. Pas dan kan men zich weer in het 'leven storten'.

18.4 Plaatsbepaling

De milt ligt alleen aan de linkerzijde van de borstkas, ter hoogte van de negende tot en met elfde rib (de vierde en vijfde zone). Het miltreflexgebied ligt op de linkervoetzool onder het longreflexgebied aan de buitenrand, in de vierde en vijfde zone.

Voor de amandelen: zie hoofdstuk 4.

De thymus bevindt zich boven het hartzakje, onder het borstbeen, in ieder geval in de eerste zone. Omdat niet duidelijk is in hoeverre de thymus werkelijk verschrompelt naarmate het kind de adolescentie nadert, is het ook niet duidelijk of de thymus alleen tot het tiende levensjaar ook in de tweede zone weerspiegelt. Naarmate er meer over dit afweerorgaan bekend wordt, zal ook de plaatsbepaling beter kunnen worden gedefinieerd. Zeker is dat het reflexgebied te vinden is tussen de reflexgebieden van hart en schildklier.

Het wormvormig aanhangsel ligt rechtsonder in de buikholte, aan het begin van de dikke darm in de vijfde zone. Op de rechtervoetzool in de vijfde zone ligt het reflexpunt van het wormvormig aanhangsel net boven de heupreflex.

De overige delen van het lymfestelsel vindt u op de overeenkomstige plaats boven op de voet. Vlak onder de tenen liggen de klieren van het hoofd en de hals. Tussen de pezen bevindt zich zachter weefsel. Ze vormen 'gootjes'. Deze gootjes zijn de reflexpunten van het lymfestelsel. Hierbinnen liggen in de tweede tot en met vierde zone de borstklieren. Op dezelfde hoogte, tegen de buitenkant, liggen de reflexen van de okselklieren. De lymfebuikklieren liggen onder de enkel in de vijfde zone. Als laatste vinden we de bekken- en liesklieren rond het enkelgewricht (binnen-, buiten- en bovenzijde).

18.5 Diagnostiek van de reflexgebieden

18.5.1 DE MILT

Het reflexgebied van de milt toont als een kwab, waarvan de afscheidingsranden al dan niet duidelijk zichtbaar zijn. Normaliter is deze kwab kleiner dan het leverreflexgebied op de rechtervoet.

18.5.1.1 Te groot of te klein

Een relatief te groot miltreflexgebied kan duiden op een groot zuiveringsvermogen. Maatschappelijk gezien is dit een gunstig aspect, omdat er door de verhoogde verontreiniging van lucht, water en voedsel (de hoeveelheid onnatuurlijke medicijnen nog even buiten beschouwing gelaten) veel bloed en energie door de milt gezuiverd moeten worden. Het miltreflexgebied wordt ook groter als de milt te hard moet werken. De milt zal dan alle zeilen bijzetten. Ook in het lichaam vergroot de milt.

Een relatief te klein miltreflexgebied geeft aan dat de milt slechts gedurende een korte periode in staat is volledig te functioneren zonder zichzelf daarbij uit te putten. U kunt hierbij denken aan functies die horen bij de bloedvorming, bloedafbraak en opslag van ijzer, alsook de lymfatische functies (vorming van afweerstoffen, elimineren van lichaamsvreemde stoffen).

Klachten door uitputting zijn in eerste instantie vrij onschuldig, bijvoorbeeld verkoudheid, koorts en griep. In een later stadium worden de klachten ernstiger en vormen een duidelijker ziektebeeld, bijvoorbeeld allergische vatbaarheid, de ziekte van Pfeiffer.

18.5.1.2 Te rood of te bleek

Een te rood miltreflexgebied duidt op overbelasting van de milt. Van een te hard werkende milt hoeft u in principe geen klachten te ondervinden. Als er klachten zijn, is dat op het vlak van de uitscheiding, zoals een verhoogde temperatuur (dus meer transpiratie, snellere verbranding, verhoogde urine-uitscheiding, soms meer en vaker ontlasting). Vermoeidheid is vaak het gevolg.

Een te bleek miltreflexgebied is meestal het gevolg van het langdurig verhoogde functioneringspeil van de milt. Het lichaam kan het niet langer opbrengen en put zich hoe langer hoe meer uit. De eerste lichamelijke verschijnselen hebben een vrij ongrijpbaar karakter: regelmatige vermoeidheid, regelmatig terugkerende verkoudheden, regelmatig kleine ontstekingen op verschillende plaatsen in het lichaam, verhoogde allergische reacties op verschillende stoffen op wisselende tijden en onder wisselende omstandigheden. Op den duur worden de klachten steeds duidelijker (bijvoorbeeld ziekte van Pfeiffer, chronische ontstekingen, toxoplasmose).

18.5.1.3 Te hard of te week

Een te hard miltreflexgebied duidt op een langdurige overbelasting van de milt. U zou kunnen stellen dat de cliënt zijn afweer (zowel lichamelijk als geestelijk) continu hoog houdt. Men voelt zich blijkbaar bedreigd en heeft deze muur van afweerkrachten schijnbaar nodig om zichzelf in stand te houden. Angst, onzekerheid en wantrouwen zijn onderliggende redenen om zich onveilig te voelen in het bestaan. In tegenstelling tot de kortstondige situatie van het rode miltreflexgebied heeft men nu van deze instelling zijn levenshouding gemaakt. De onderliggende uitputting door dat er chronisch te veel gevergd is van de krachten zal zich in het algemeen op een drastischer manier manifesteren. De getoonde hardheid (op voet en in het dagelijks bestaan) is funest. Immers, iets wat hard is, ketst af en is niet in staat op te nemen. De stoffelijke en niet-stoffelijke voeding worden niet geheel benut. Haptonomie en tantra helpen bewust te worden van de kracht van het zijn en op die kracht te leren vertrouwen. Hierdoor zal de defensieve houding niet meer nodig zijn en zal de milt op een gewoon niveau kunnen gaan functioneren.

Mensen met een te week miltreflexgebied hebben meestal meer moeite om hun afweerkrachten te mobiliseren. Ze laten zich vlugger overrompelen door allerlei indrukken en andere prikkels. Ze zijn niet in staat hier acuut en adequaat op te reageren. De reactie lijkt vertraagd op gang te komen. Om van zich af te kunnen bijten heeft men afweerkracht nodig. De galblaasenergie zal de miltenergie steunen en vice versa. Als de aanleg van de miltenergie laag is, heeft de galblaas meer afwerende taken en zal vlugger overbelast worden. Een te week miltreflexgebied ziet u dan ook meestal bij kinderen (en volwassenen) die moeilijk voor zichzelf kunnen opkomen. Soms lijken ze onverschillig of zelfs apathisch, met zo nu en dan een driftbui. Het lijkt wel alsof het leven over deze mensen heen komt. In deze categorie vallen ook de 'laatbloeiers'. De opgenomen stoffelijke en niet-stoffelijke indrukken hebben langere tijd nodig om in lichaam en geest te bezinken. Op jeugdige leeftijd zijn deze kinderen sneller vatbaar voor infecties, trager in de ontwikkeling en kunnen ze zich minder goed concentreren (ze zijn ook wat speelser).

De vertering van (zoete) melkproducten levert vaak problemen op (veel slijmvorming). Om dan toch de gewenste stevigheid te krijgen, is het van belang dat de cliënt wél de benodigde hoeveelheid calcium binnenkrijgt en opneemt. Andere voedingsbronnen (noten, brandneteltabletjes) zorgen voor voldoende toevoer. Een fytotherapeutisch of homeopathisch middel kan de opname bevorderen. Aandacht moet verder besteed worden aan de hoeveelheid indrukken waarmee iemand geconfronteerd wordt. En aan de tijd om de opgedane indrukken te verwerken en eigen te maken. Een constitutioneel gekozen homeopathisch middel kan helpen de weerbaarheid lichamelijk en psychisch te verhogen.

18.5.2 DE LYMFE
18.5.2.1 *Te week of ingevallen*
Te weke lymfereflexgebieden boven op de voet geven aan dat de drainage van de lymfevloeistof in het algemeen niet voldoende plaatsvindt. De lymfevloeistof raakt vervuild. Vaak gaat dit verschijnsel gepaard met gezwollen lymfeknopen op verschillende plaatsen in het lichaam. Bij jonge kinderen treedt dikwijls een vroegtijdige vergroting van de neus- en keelamandel op. De lymfevloeistof draagt te veel ballast met zich mee. Stoffelijke en niet-stoffelijke indrukken die niet zo snel een eigen plaats in het lichaam en de geest krijgen, blijven binnen het lymfesysteem circuleren. Deze indrukken hebben vooral betrekking op het gebied van afweer en verweer. 'Het niet over zich heen laten lopen', maar een weerwoord hebben op de informatie die

lichaam en geest binnendringt. Bij (speelse) jonge kinderen ziet u vaak dat de hoeveelheid te verwerken informatie groot is en overbelasting van het lymfesysteem snel plaatsvindt.

Ingevallen lymfereflexgebieden boven op de voet geven meestal aan dat het vermogen adequaat te reageren op ongewenste indrukken gering is. Het systeem is uitgeput. De lichamelijke weerstand neemt af. Vaak zijn de ingevallen lymfereflexgebieden bleek of vertonen in verder gevorderd stadium een blauwe kleur. De weerstand is dan zwak. Bio-energetica, zelfverdediging (taekwondo, jiujitsu, karate), ondersteunende voeding en voedingssupplementen, ademtherapie (volgens de methode van prof. Ilse Mittendorf bijvoorbeeld) en hydrotherapie kunnen naast de voetreflexologie helend werken.

18.5.2.2 De plaques van Peyer

De diagnostiek van het reflexgebied van de lymfeklieren in de buik willen wij nader toelichten. Dit gebied dat u aan de buitenzijde op de wreef vindt, leent zich uitstekend om de toestand van deze klieren te kunnen inschatten. Deze lymfeklieren zijn betrokken bij het vettransport van dunne darm naar lever en hebben dus een extra taak. Als de cliënt een minder goede of trage vetvertering heeft, kan dit gevolgen hebben voor het functioneren van de lymfeklieren in de buik. Meestal ziet u na verloop van tijd dat het reflexgebied op de voet gaat opzetten. Uiteindelijk verandert het ook van kleur (van roder, naar bleker, naar blauwer). Als masseur doet u er dan goed aan de cliënt te wijzen op het verminderd functioneren van deze klieren. Naast de massage zou bij een bevoegd voedingsdeskundige een dieetvoorschrift gevraagd kunnen worden. Bij het stellen van de diagnose is het goed ook het galblaas- en leverreflexgebied te bekijken. Deze spelen immers ook een rol bij de vetvertering.

18.5.2.3 De thymus of zwezerik

De diagnostiek van de thymus of zwezerik vindt plaats aan de onderzijde van de voet tussen de reflexgebieden van hart en schildklier. Als dit reflexgebied verdikt is, zal de thymus een grotere activiteit aan de dag leggen. Er is dan een grotere behoefte aan de aanmaak van T-cellen (specifiek soort afweercellen). Ergens in lichaam of geest vindt een gevoelsmatig ervaren of daadwerkelijk aanwezige bedreiging plaats, die maakt dat de thymus tot grotere activiteit wordt aangezet.

Symbolisch gezien heeft de thymus te maken met de mate van zelfvertrouwen die iemand ervaart. Als het reflexgebied opbolt, is het ontwikkelen van zelfvertrouwen een actueel thema.
Een ingevallen thymusreflexgebied duidt op uitputting van de thymus. Er is te veel energie gaan zitten in de productie van afweercellen. De weerstand loopt terug en de kans op infecties is groter.

18.6 Massage

Massage van het miltreflexgebied gaat, net als de massage van het leverreflexgebied, in denkbeeldige banen. Vanaf de binnenzijde naar de buitenrand van de voet. U begint bovenaan (tegen het longreflexgebied aan) en masseert rustig circulair in eerdergenoemde richting. Steeds baan voor baan masseren. Als u dit enkele malen gedaan heeft, strijkt u alle banen meerdere malen rustig uit.
Het miltreflexgebied is in het algemeen een goed te behandelen gebied, waarbij u geen extra druk hoeft uit te oefenen om het gewenste resultaat te verkrijgen. Meerdere behandelingen per dag en per week zijn bij dit orgaan mogelijk.
Naast massage van de miltreflex werkt u ook aan de reflexen van amandelen, thymus, wormvormig aanhangsel en de plaques van Peyer. Reiniging en bevordering van de doorstroming van het vrije lymfevocht krijgt u door de gootjes bovenop de voeten zachtjes te masseren. (Zie ook deel I, paragraaf 1.9, punt 13.)

De hormoonklieren

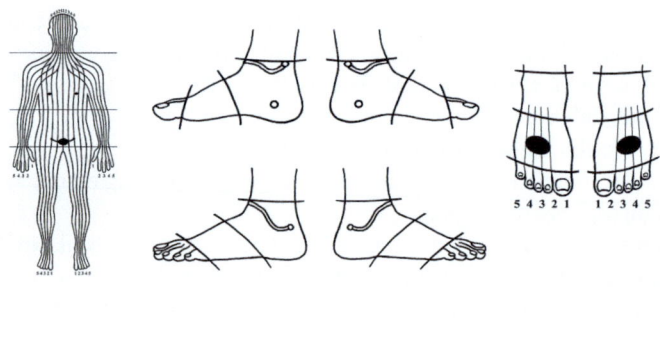

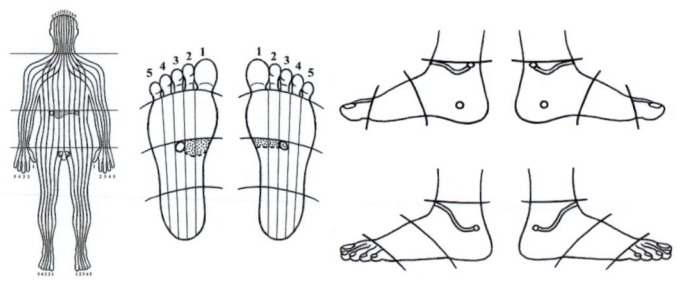

Hormoonklieren worden ook wel endocriene klieren genoemd. Ze vervullen verschillende functies. We onderscheiden hier:
- hypofyse en epifyse;

- schildklier en bijschildklieren;
- bijnieren;
- eilandjes van Langerhans;
- geslachtsklieren.

Vanwege de uitzonderlijke positie die de hypofyse en de epifyse, de schildklier en de bijschildklieren innemen, hebben we ze in aparte hoofdstukken ingedeeld (respectievelijk hoofdstuk 3 en 8). In dit hoofdstuk komen ze dan ook niet meer aan de orde.

19.1 Anatomie en fysiologie

Om het geheel overzichtelijk te houden volgt hieronder per hormoonklier de beschrijving van de anatomie en de fysiologie.

19.1.1 DE BIJNIEREN
Boven op iedere nier zit een orgaantje van ongeveer vijf gram: de bijnier. Dit orgaantje is te verdelen in bijnierschors en bijniermerg. Het dient onder andere voor de productie van hormonen. De zaken die deze hormonen in het lichaam regelen, lopen sterk uiteen. Zo zorgen ze voor:
- een goede verhouding tussen kalium en natrium en een goede verdeling van de waterhuishouding in het lichaam;
- een verminderd suikergebruik in de lichaamscellen;
- een aanpassing van dorst-, honger- en temperatuursgewaarwordingen in wisselende omstandigheden;
- een bijdrage aan het afweersysteem.

19.1.2 DE EILANDJES VAN LANGERHANS
In hoofdstuk 14 hebben we het exocriene deel van de pancreas behandeld. Hieronder zullen we ons beperken tot aanvullingen die betrekking hebben op het endocriene deel van de alvleesklier.
Over de hele alvleesklier liggen ongeveer een miljoen eilandjes verspreid, die naar hun ontdekker dr. Langerhans zijn genoemd. De eilandjes van Langerhans produceren twee hormonen, die een aan elkaar tegengestelde werking hebben (insuline en glucagon). Glucagon maakt glucose uit de lever vrij en laat daarmee het bloedsuikergehalte stijgen. Insuline daarentegen zorgt voor een daling van het

bloedsuikergehalte en voor een bevordering van glycogeenaanmaak (= opgeslagen brandstof) in de lever. Gezamenlijk zorgen zij voor een evenwichtige suikerhuishouding.

19.1.3 DE GESLACHTSKLIEREN

De geslachtsklieren van de vrouw zijn de baarmoeder en eierstokken, die in de buikholte en de borstklieren, in het bovenlichaam liggen. De geslachtsklieren van de man bestaan uit de voorstanderklier en de teelballen. Zowel de mannelijke als de vrouwelijke geslachtsdelen staan onder invloed van hormonen. Dit geldt voor de primaire ontwikkeling van deze organen, maar ook voor hun verdere functioneren.

Bij de vrouw is de hormonale samenwerking tussen hypofyse, baarmoeder en eierstokken verantwoordelijk voor de mogelijkheid tot bevruchting, de eventueel hieruit voortvloeiende zwangerschap, bevalling en zogvorming. Als de vrouw niet bevrucht wordt, zorgen de hormonen voor het op gang komen van de menstruatie.

Bij de man hebben de hormonen invloed op de ontwikkeling van de voorstanderklier en de teelballen. Daarnaast zijn ze er verantwoordelijk voor dat deze organen ook gezond functioneren. Voor de voorstanderklier bestaat dit functioneren uit het produceren van de zaadvloeistof; voor de teelballen uit het aanmaken van de zaadcellen. De hormonen zijn ook verantwoordelijk voor de zogeheten secundaire kenmerken, zoals baardgroei, ontwikkeling van de borstharen en verlaging van de stem (de 'baard in de keel').

19.2 Symboliek

De hormoonklieren in het lichaam zijn verbonden met de zeven chakra's. Een chakra is een centrum van trillingsenergie, die omgezet wordt in een meer tastbare vorm, namelijk het hormoon. De zeven hormoonklieren en chakra's zijn:
- de pijnappelklier (epifyse) – het kruinchakrum;
- het hersenaanhangsel (hypofyse) – het voorhoofdschakrum;
- de schildklier (glandula thyreoidea) – het keelchakrum;
- de zwezerik (thymus) – het hartchakrum;
- de alvleesklier (pancreas) – de zonnevlecht;
- de geslachtsklieren – heiligbeenchakrum;
- de bijnieren – het stuitchakrum.

Het zou te ver voeren dieper in te gaan op de chakra's, omdat we dan te ver van de voetreflexzonemassage zouden afdwalen. Raadpleeg voor meer gedetailleerde informatie de literatuuropgave achter in dit boek.
Bij een onevenwichtigheid van de geest zal, lichamelijk gezien, de hormoonhuishouding het eerst verstoord raken. U kunt haar beschouwen als de meest subtiele tastbare vorm van gekristalliseerde energie. Mits u een goed contact heeft met uzelf en uw lichaam, zult u de eerste subtiele tekenen van disharmonie kunnen oppikken. Lukt dat niet, dan zullen de tekenen steeds grover van aard worden en uiteindelijk van vage klachten naar een duidelijk ziektebeeld kunnen leiden.

19.3 Plaatsbepaling

De bijnieren vindt u in het lichaam terug boven op de nieren (derde zone). Deze orgaantjes hebben echter zo'n geringe afmeting, dat u het reflexzonegebied zelden apart getekend zult aantreffen. U kunt ervan uitgaan dat bij massage van het nierreflexgebied ook de bijnierreflex behandeld wordt.
De eilandjes van Langerhans liggen in het lichaam op de buikspeeksel- of alvleesklier. Deze klier ligt iets rechts uit het midden, hoog in de buikholte, achter de maag en te midden van allerlei andere buikorganen, in de eerste en tweede zone.
Op de voet vindt u het reflexgebied van de alvleesklier terug achter het reflexgebied van de maag en gedeeltelijk tussen het reflexgebied van de maag en de lever (rechtervoet) of milt (linkervoet). Ook hier in de eerste en tweede zone. Doordat de alvleesklier zo ingebouwd is, ligt ook het reflexgebied niet totaal vrij om te masseren (zie verder hoofdstuk 14).
De baarmoeder vindt u laag in het midden van de buikholte (eerste zone). De eierstokken liggen ook laag in de buikholte, alleen meer zijwaarts gericht (in ieder geval in de eerste zone). De borstklieren vindt u terug in het borstweefsel van de vrouw (derde zone).
Het reflexgebied van de baarmoeder bevindt zich op beide voeten aan de binnenkant van de hiel in de eerste zone. De reflexgebieden van de eierstokken vindt u in een kuiltje onder het enkelgewricht aan de binnenzijde (eerste zone) en aan de buitenzijde (vierde zone). Deze punten liggen bijna synchroon schuin onder het enkelgewricht en zijn met elkaar verbonden.

De reflexgebieden van de borstklieren vindt u bovenop de voet in de derde zone.

De prostaat of voorstanderklier vindt u laag in de buikholte in het midden van het lichaam (eerste zone). De testis of teelbal vindt u buiten de buikholte in het midden (eerste zone) van het lichaam (dit in verband met de temperatuur van het geslachtsrijpe zaad).

Het reflexgebied van de voorstanderklier ligt op beide voeten aan de binnenzijde van de hiel in de eerste zone. De reflexgebieden van de teelballen vindt u op beide voeten in een kuiltje schuin onder het enkelgewricht, zowel aan de binnenzijde (eerste zone) als aan de buitenzijde (vierde zone).

Zoals u wellicht heeft opgemerkt, is de ligging van de reflexgebieden van baarmoeder en voorstanderklier hetzelfde. Dat geldt ook voor de ligging van de eierstokken en de teelballen.

19.4 Diagnostiek van de reflexgebieden

19.4.1 DE BIJNIEREN

Aangezien deze reflexgebieden zelden te onderscheiden zijn van het nierreflexgebied, verbinden we hier geen aparte diagnostiek aan, maar verwijzen we naar hoofdstuk 17.

19.4.2 DE ALVLEESKLIER

De alvleesklier ligt ingebouwd tussen allerlei andere organen in de buikholte. Dit maakt het stellen van een goede diagnose vanaf de buitenkant van het lichaam erg moeilijk. Op de voet geldt dit eigenlijk ook. Het reflexgebied ligt tussen allerlei andere orgaanreflexgebieden verscholen. Vanaf de zool benaderd, kunt u het alvleesklierreflexzonegebied achter de maagzone vinden.

Het is belangrijk dat u weet dat de kop van de alvleesklier rechts in het lichaam ligt en duidelijk groter is dan de staart van dit orgaan, die links in het lichaam ligt.

Soms is er een duidelijk (gegroefde) tekening op de voetzool tussen het maagreflexgebied en het lever- (rechtervoet) of miltreflexgebied (linkervoet) te zien. Dit kan duiden op verstoringen in het gebied van de alvleesklier. Hierbij kan het gaan om klachten in de spijsverteringsfunctie, maar het is ook mogelijk dat het gaat om klachten in het evenwicht van de bloedsuikerspiegel (hypoglykemie, diabetes mellitus [suikerziekte]). Aan de rand van het maagreflexgebied en de wervelkolomreflex kunt u soms de kop van de alvleesklierreflex voelen als een onregelmatig gevormde verharding. Dit duidt op een onevenwichtige afscheiding van de spijsverteringssappen. Opgeblazenheid, een vol gevoel in de buik, veel gasvorming en het gevoel dat de vertering lange tijd in beslag neemt, zijn klachten die kunnen voorkomen als de alvleesklier minder goed werkt.

De alvleesklier is verantwoordelijk voor een goede koolhydraatopname en -huishouding. Koolhydraten zijn de meest direct energie leverende stoffen uit de voeding. Sommige koolhydraten (zoals honing) worden direct door de maag opgenomen in het bloed. Hierdoor moet de alvleesklier hard werken om de bloedsuikerspiegel weer op een goed niveau te brengen. Koolhydraten die langzaam in het bloed opgenomen worden (bijvoorbeeld uit wortel), brengen minder grote schommelingen in de bloedsuikerspiegel teweeg. De alvleesklier kan dan gelijkmatiger functioneren. Ook snoep, koek en ijs hebben snel invloed op de bloedsuikerspiegel en zullen de alvleesklier heel direct aansporen tot functioneren.

Koolhydraten zijn de voedende stoffen van moeder Aarde. Ze zorgen ervoor dat een mens kan blijven leven en zich met het leven kan verbinden. Gebrek aan koolhydraten maakt dat men het koud krijgt. Symbolisch staat het omgaan met suiker voor het omgaan met liefde, voor het aangaan van verbinding. Mensen met een verzwakte alvleesklierfunctie hebben moeite om te aarden, om met beide benen op de grond te staan. Aardingsoefeningen, bewustwording en voeding met langzaam opneembare koolhydraten kunnen hierbij helpen.

19.4.3 DE GESLACHTSKLIEREN
19.4.3.1 *De vrouwelijke geslachtsklieren*

De baarmoederreflexpunten aan de binnenkanten van de hielen zijn bij normaal functioneren alleen op de tast van het omringende weefsel te onderscheiden. Het weefsel is iets zachter dan het omliggende weefsel. Afwijkingen zijn verkleuringen, groefvorming en veranderingen in de elasticiteit (gezwollen of juist ingevallen weefsel).

Een te rood baarmoederreflexgebied geeft aan dat er veel energie gevraagd wordt om de hormonale processen goed te laten verlopen. Dit kan toch een natuurlijk proces zijn, zoals tijdens de zwangerschap (zeker de eerste drie maanden) en vlak voor de menstruatie. Als het kortstondig is, hoeft dit proces dus niet schadelijk te zijn. Maar op den duur ontstaat uitputting in de energiehuishouding en wordt het reflexgebied bleker van kleur. Van belang is dan dat men zorg draagt voor de vrouwelijke aspecten in het leven, bijvoorbeeld ontvankelijk zijn voor wat er is, het vloeiend omgaan met de innerlijke vormende en creatieve stromen.

Een gegroefd baarmoederreflexgebied toont dat de cliënt te weinig aandacht aan het vrouwelijke deel in zichzelf schenkt, of dit deel ontkent. Ze kan er te weinig gewoonweg 'zijn'. Dit proces kan gekeerd worden door de aandacht naar binnen te richten (naar zichzelf, ervaren van gevoelens en gewaarwordingen) in plaats van naar buiten. Zeker in het begin zal men snel afgeleid zijn door alles wat er om hem heen gebeurt, maar ook hier geldt 'oefening baart kunst'. Door de aandacht op deze manier te richten, komt men meer en meer in contact met de wezenlijke bron van kracht, licht en inspiratie. U voelt de verbinding met alles wat leeft en voelt de zin van het bestaan. Beschouwen is de kern.

Een opgezet baarmoederreflexgebied duidt meestal op een onbalans in de afgescheiden vrouwelijke hormonen, waardoor het lichaam te veel vocht vasthoudt en te veel vet afzet. Het opbollen geeft aan dat de cliënt wel heel erg bezig is het 'zijns-aspect' een plek te geven in haar leven. Wellicht lukt dat onvoldoende en zijn er lichamelijke klachten voor, tijdens of na de ovulatie en/of menstruatie. Ook secundair kunnen er problemen optreden, bijvoorbeeld door een onnatuurlijk beharingspatroon en overmatige puistvorming.

Een ingevallen reflexgebied van de eierstokken duidt meestal op een steeds verder gekanaliseerde stroom van vrouwelijke energie. Dit betekent niet dat er geen vrouwelijke stroom is, maar dat men de stroom blokkeert. Meestal gebeurt dit uit (onbewuste) angst. De vrouwelijke energie is, in tegenstelling tot de mannelijke, niet duidelijk vatbaar. Het is een meegaande, veranderende, op de situatie inspelende, kwetsbare (open), creatieve stroom. De stroom is dus niet voorspelbaar en dat is wat veel zichzelf (en hun leven) controlerende mensen afschrikt om kennis te maken met het karakter van hun eigen vrouwelijke energie. Lichamelijk kunnen er klachten zijn rond de menstruatie of er kan sprake zijn van verzakkingsklachten.

Een gegroefd baarmoederreflexgebied betekent nog minder energie. Het gebied is uitgeput. Meestal treft u dit aan bij vrouwen die overmatig actief zijn en daarmee hun zijnskwaliteiten overstemmen.

Er hoeven zich lichamelijk geen klachten voor te doen, maar als ze er zijn, zijn ze vaak (niet altijd!) ernstiger van aard. Baarmoederverzakking, slecht functioneren, hevige overgangsklachten en de aanwezigheid van (pre)kankercellen zijn hier voorbeelden van. Omdat het hier om ernstige klachten gaat, zal de cliënt meestal zelf al een arts of gynaecoloog geraadpleegd hebben. Is dit niet het geval, dan is dit zeker aan te raden. De voetreflexologie is een goede ondersteunende therapie naast andere medische behandelingen.

19.4.3.2 De mannelijke geslachtshormonen

Een te rood prostaatreflexgebied geeft aan dat er te veel energie in dit gebied gebruikt wordt. Symbolisch gezien kunt u een verhoogde energietoevoer naar dit gebied zien als een periode van expliciet manifesteren van de mannelijke energie. Dit kan betrekking hebben op het gedrag (macho- of haantjesgedrag), op verhoogde seksuele omgang of op enorme daden- en geldingsdrang. Lichamelijk kan het te maken hebben met irritatie, vergroting of ontstekingsverschijnselen in of rond de prostaat.

Pijnlijke prostaatreflexgebieden geven aan dat de mannelijke energie niet volgens de eigen geaardheid stroomt. Een pijnlijk gebied is het eerste signaal, waarna bleekheid, ingevallen en gegroefd zijn kunnen volgen. De stroom van seksuele energie is essentieel voor het functioneren als man en mens. In deze stroom zit een evenwicht tussen mannelijke en vrouwelijke energie. Een evenwicht dat een mens maakt tot de unieke persoon die hij is. Niet alleen komt u ter wereld door het samenvloeien van vrouwelijke (de moeder) en mannelijke (de vader) cellen, u kunt als man ook uw eigen bijdrage aan de evolutie leveren. Een pijnlijk reflexgebied geeft de onevenwichtigheid weer tussen doen (handelen) en zijn.

Een te bleek prostaatreflexgebied duidt op een verzwakte energiehuishouding in dit gebied. Het niveau van de mannelijke energie is laag. Soms aangeboren (links), soms door vermoeidheid en uitputting verworven (rechts) en soms beide. Het aangeboren teken vertelt dat de cliënt weinig kracht tot manifesteren heeft. Dit kan resulteren in een schijnbaar matte levenshouding. De prioriteit ten opzichte van het leven ligt niet zozeer in hoeveel men presteert, maar meer in de kwaliteit.

Als de gebieden rechts bleek zijn, is de conditie zwak of verzwakt. In het laatste geval kan de omslag van veel naar weinig energie heel plotseling komen, waardoor het lijkt alsof iemand in elkaar klapt. Kijk hierbij ook naar de reflexgebieden van lever, galblaas en milt. Oplossingen zijn rust en handelen vanuit een innerlijke bevrediging (de bevrediging ligt dan in het handelen en niet zo zeer in het resultaat). Lichamelijke klachten kunnen zijn: vergroting van de prostaat, tekort aan zaadvloeistof, zaadvloeistof die een onvruchtbaar milieu blijkt te zijn voor de zaadcellen, alsook moeite met de erectie, zaad- en urinelozing.

Een opgezet prostaatreflexgebied geeft aan dat de stroom van mannelijke energie op onnatuurlijke wijze op gang gehouden wordt. Lichamelijke klachten als irritatie en gevoeligheid voor infecties in dit gebied kunnen hiervan het gevolg zijn. Men handelt vanuit de wil, in plaats van het handelen af te stemmen op de innerlijke stroom. Men wil iets uit de grond stampen met energie die er niet werkelijk is. Er is geen evenwicht tussen macht en overgave. Er dient aandacht besteed te worden aan voedende seksuele contacten. Dit zijn contacten waarbij de seksuele energie in contact met het hart wordt gevoeld en niet alleen vanuit lustgevoelens.

Met behulp van tantrische 'technieken' kan men leren de genotsfase langer te laten duren en het klaarkomen uit te stellen. Hierdoor wordt het energieverlies verminderd. Het (overmatig) klaarkomen vanuit lustgevoelens zal de mannelijke energie op den duur uitputten. Geestelijk zal men leegte ervaren en onvervuld blijven, omdat de stroom tussen het hart (liefde voor zichzelf, de ander en het leven) is afgesneden van de geslachtsorganen (de lust, de bron van oerenergie). Lichaamswerk, tantra en zelfonderzoek omtrent de instelling naar macht en overgave kunnen helpen de menselijke energiebalans te herstellen. Hierdoor functioneert men beter.

Een ingevallen prostaatreflexgebied duidt op een uitputting van de mannelijke energie. Aansluitend op de vorige omschrijving kunt u zeggen dat de periode van onnatuurlijk functioneren te lang heeft geduurd. De therapeutische benaderingswijze is hetzelfde. Deze ernstige energetische verstoring is een dringende oproep anders om te gaan met zijn 'man-zijn'. Omdat de geslachtsorganen de identiteit van de persoon bepalen, gaat het hier om een klacht op een zeer wezenlijk vlak. Hoewel er in eerste instantie geen lichamelijke klachten hoeven te zijn, is het raadzaam deze tekening serieus te nemen. Als het teken alleen op de linkervoet voorkomt, is men ondanks de zwakke aanleg in conditie verbeterd. Dit is een positief teken, tenzij er sprake is van een te rood en/of opgezet reflexgebied. Dan forceert men zichzelf.

Een gegroefd prostaatreflexgebied geeft aan dat de mannelijke energie is uitgeput. Lichamelijk zijn er klachten te verwachten zoals genoemd bij de behandeling van het te bleke en het ingevallen prostaatreflexgebied. De cliënt moet anders leren omgaan met de dingen die hij gestalte wil geven. Niet zozeer het resultaat als uitgangspunt nemen, maar meer openstaan en genieten van het vormgeven van zijn ideeën en plannen. Het ontwikkelen van de vrouwelijke energie binnen hemzelf zal zeker een ondersteuning zijn bij het leven vanuit een evenwicht in de menselijke energie (gedeeltelijk mannelijk, gedeeltelijk vrouwelijk).

19.5 Massage

19.5.1 DE BIJNIEREN
Massage van de reflexgebieden van de bijnieren is, door de geringe afmeting van deze gebieden, niet apart te doen. Bij massage van het nierreflexgebied zullen ook deze reflexen beïnvloed worden.

19.5.2 DE ALVLEESKLIER
Voor de beschrijving van massage van het alvleesklierreflexgebied zie hoofdstuk 16.

19.5.3 DE GESLACHTSKLIEREN
Massage van de reflexgebieden van de baarmoeder en prostaat doet u met één vinger. Rustig circulair de zone bewerken. Daarna uitstrijkingen maken in de richting van de wervelkolomreflex.
Massage van de reflexgebieden van de eierstokken en teelballen past u toe door uw vingers vanuit het gootje tussen de achillespees en de enkel schuin onder het enkelgewricht te laten glijden. U heeft uw vingers zowel aan de binnen- als aan de buitenzijde geplaatst en voelt in de diepte twee holletjes. Deze zijn bij veel mensen gevoelig, dus tast deze voorzichtig af. Als u de reflexpunten gevonden heeft, masseert u rustig circulair de diepte in. Vanuit deze beweging glijdt u over de bovenkant van het enkelgewricht tot het buigpunt van de voet ten opzichte van het been. Dit punt masseert u circulair (verbetert de voetdoorbloeding). Vervolgens glijdt u achterlangs weer in het eerdergenoemde gootje en herhaalt de bewegingen.

De botten en gewrichten 20

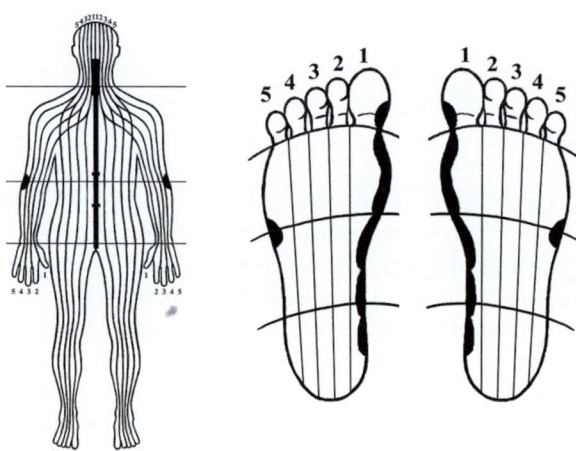

20.1 Anatomie en fysiologie

Het lichaam ontleent zijn stevigheid aan het skelet. Het skelet is een samenstelsel van botten. Er zijn vier soorten botten te onderscheiden:
- platte beenderen: deze zijn verbonden door een flexibele substantie. Ze zijn geheel of gedeeltelijk gevuld met rood beenmerg. Een voorbeeld is het schedeldak;

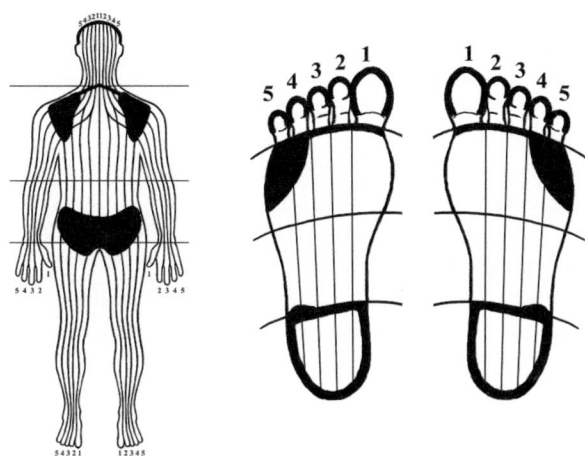

- lange beenderen: deze bestaan uit een lichaam en twee uiteinden. Ze zijn gevuld met beenmerg (rood) of vet (geel). Voorbeelden zijn spaakbeen en scheenbeen;
- korte beenderen: deze bestaan uit allerlei verschillend gevormde beentjes. Deze zijn zeer specifiek. Voorbeelden zijn de wervels en handwortelbeentjes;
- lucht bevattende beenderen: deze beenderen bevatten met lucht gevulde en met slijmvlies beklede holten. Een voorbeeld is het bovenkaakbeen.

Ieder bot is omgeven door een vlies (= periost). Dit vlies is vrijwel altijd zenuwrijk. De zenuwen geven de prikkels door, zoals de pijnprikkel bij een schop tegen het scheenbeen. Het bot wordt van bloed voorzien door toevoer vanuit speciale holten waar uitwisseling plaatsvindt, of door speciale kanalen, waardoor bloedvaten naar binnen gaan.
Samen met de gewrichten is het skelet een beweegbaar steunpunt. Het biedt de spieren de mogelijkheid zich ergens aan te hechten. De

spieren geven de botten en gewrichten weer de mogelijkheid zich te bewegen (uiteraard in samenwerking met bloedvaten en zenuwen). Het skelet is het passieve deel van het bewegingsapparaat.
Een verbinding tussen twee botten kan beweegbaar en onbeweegbaar zijn. De onbeweegbare verbinding is een soort lasverbinding, bijvoorbeeld bij verschillende delen van de schedel. Een beweegbare verbinding komt tot stand door de aanwezigheid van een gewricht tussen twee te bewegen delen (botten).
Er zijn verschillende soorten gewrichten, waarvan hieronder de belangrijkste genoemd worden:
- het zadelgewricht: bestaande uit twee zadelvormige vlakken met elk een holle en een bolle kromming. Bijvoorbeeld het gewricht tussen duim en middenhandsbeentje;
- het kogelgewricht: bestaande uit een kop en een kom. Bijvoorbeeld het heupgewricht;
- het eigewricht: bestaande uit een bol en een hol ellipsvormig gewrichtsvlak. Bijvoorbeeld het polsgewricht;
- het scharniergewricht: bestaande uit een hol en een bol vlak, meestal hecht passend. Bijvoorbeeld de elleboog.

Een gewricht bestaat niet alleen uit twee samenwerkende botdelen. Er zijn ook andere onderdelen die de werking van het gewricht mogelijk maken en beschermen. Bij iedere gewrichtsvorm zijn de volgende onderdelen aanwezig:
- een gewrichtskapsel (bestaande uit o.a. bindweefsel);
- een gewrichtsspleet tussen de botdelen, waarin zich gewrichtssmeer bevindt.

Niet bij iedere gewrichtsvorm aanwezige onderdelen zijn:
- versterkingsbanden (bijvoorbeeld bij het kniegewricht);
- tussenschijven (bijvoorbeeld tussen de wervels);
- slijmbeurzen (bijvoorbeeld in het schoudergewricht).

20.2 Symboliek

De botten kunt u zien als het fundament, de primaire stevigheid. Vanuit deze basis kunt u zich opheffen en een standpunt bepalen. De botten zijn de meest gekristalliseerde en gematerialiseerde vormen die het lichaam (samen met het gebit) kent. Ze vormen het steun- en aanhangpunt voor de overige delen van het lichaam en bepalen uw bouw en constitutie. In het begin van het leven is men soepel en meegaand. Naarmate men ouder wordt, wordt men meer gevormd en steviger. Er is dan nog steeds sprake van een grote souplesse. Naarmate de jaren verstrijken worden mensen over het algemeen minder meegaand. Men houdt zich vast aan wat zich reeds gevormd heeft. Zo kan men uiteindelijk steeds onbeweeglijker worden. Dat belemmert de steeds harder wordende delen steeds meer in het vrijelijk bewegen op de levensstroom. Meer symboliek wordt beschreven onder 20.4.

20.3 Plaatsbepaling

Het is hier niet mogelijk en niet nodig om alle botten en gewrichten te beschrijven. Hieronder worden alleen de grootste behandeld.

20.3.1 DE SCHEDEL EN ANDERE GEWRICHTEN VAN HET HOOFD

De schedel en andere gewrichten van het hoofd bevinden zich in het lichaam in alle vijf zones, zowel links als rechts.
Op de voeten vindt u de reflexen terug in alle tenen van de rechter- en linkervoet. Met name de omrandingen van de tenen zijn als reflexpunten van de schedel en andere gewrichten te gebruiken.

20.3.2 DE NEK, SCHOUDERS EN WERVELKOLOM

De nek ligt in de eerste zone van het lichaam en van de voeten. Aan de binnenzijde van de grote tenen vindt u de reflexgebieden van de nek.
De schouders liggen in de breedte, over de vijf zones verspreid. Zowel in het lichaam als op de voeten, zowel links als rechts. Onder de tenen door loopt het reflexgebied van de schoudergordel. Onder de kleine teen ligt het reflexgebied van het schouderblad. Dit is meestal als apart gebied waarneembaar.
De wervelkolom ligt in het midden van ons lichaam in de eerste zone. Op beide voeten aan de binnenzijde vanaf de grote teen tot achter aan de hiel, loopt het bijbehorende reflexgebied.

20.3.3 DE ELLEBOOG

De elleboog bevindt zich aan de buitenkant van het lichaam in de vijfde zone ter hoogte van de taille, als men de armen ontspannen langs het lichaam laat hangen.

Op de voeten vindt u de elleboogreflexpunten in de vijfde zone en wel net iets onder de middenlijn van de voet.

20.3.4 DE BORSTKAS

De borstkas beslaat in het lichaam en op beide voeten alle vijf zones. Op de voeten vindt u de reflexpunten aan de bovenkant van de voorvoet terug.

20.3.5 DE HEUPEN EN HET BEKKEN

De heupen en het bekken liggen in het lichaam in alle vijf zones. Dit komt door hun specifieke vorm.
Op beide voeten treft u de reflexgebieden van de heupen en het bekken aan in de vijf zones van de hiel.

20.3.6 DE KNIEËN

De reflexgebieden van de knieën zijn volgens verschillende reflexologen terug te vinden op de voet. Uitgaande van de Fitzgerald-theorie zijn de reflexgebieden niet op de voet terug te vinden. De afspiegeling van de organen, botten enzovoort houdt op bij de heupen, het bekken en de organen die aan de onderkant van de buikholte liggen. De reflexen hiervan vindt u rond de hiel en de achillespees. Behandeling van de knieën kan mijns inziens niet met behulp van voetreflexzonemassage plaatsvinden.

20.4 Diagnostiek van de reflexgebieden

20.4.1 DE SCHEDEL EN ANDERE GEWRICHTEN VAN HET HOOFD

Diagnostiek van de schedel en andere gewrichten van het hoofd stelt u aan de buitenranden van de tenen. Normaliter zijn deze zachtroze van kleur en elastisch van structuur, en bij aftasten zal de cliënt noch pijn, noch gevoelloosheid ervaren.
Overmatige roodheid van de teengebieden duidt op een overmatige energietoevoer naar het hoofd. Dit hoeft niet specifiek te maken te hebben met het schedeldak of andere botdelen, maar heeft betrekking op het hoofd in zijn geheel. Een goede anamnese geeft uitsluitsel of het hier gaat om veel energie voor de denkprocessen of om klachten in en rond het hoofd.
Bleekheid van het hoofd zult u zelden aantreffen.
Vermindering van de elasticiteit van de teenhuid duidt op algemene

vermoeidheidsklachten bij gebruik van energie in het hoofd. Dit kan zich uiterlijk tonen door rimpels, vroegtijdige vergrijzing of overmatige haaruitval. Innerlijk kan men te maken krijgen met regelmatig optredende vermoeidheids- en/of spanningshoofdpijn of bijholteontstekingen. Hoe minder elastisch de tenen, des te groter de kans op klachten, zoals aangezichtspijn.

Pijn of (over)gevoeligheid bij het aftasten van de tenen duidt op een verhoogde spanning in het hoofd. Er wordt een te grote concentratie (te veel energie en activiteit) gevergd. De energie kan beter worden verdeeld door bijvoorbeeld voetmassage, ontspannings- en ademhalingsoefeningen of sport. Het kan zijn dat de verhoogde spanning in het hoofd tot het dagelijks patroon hoort. Bewustwording hiervan kan leiden tot de vraagstelling of de cliënt dit zo wenst te houden of wenst te veranderen.

Gevoelloosheid van de tenen duidt op een afscherming van het gevoel in het hoofd. Dit kan optreden na een lange periode van een verstandelijke benadering van het leven. De cliënt is verwijderd geraakt van zijn gevoelens en weet deze niet meer in zijn denkwereld te integreren. Dit verschijnsel ziet u vaak in combinatie met bleekheid van het middengebied op de voetzool. Is de gevoelsvermoeidheid erg groot, dan zal dit op den duur ook klachten veroorzaken bij het gestalte geven aan gedachten en ideeën. Er treden gevoelens van leegte en zinloosheid op en men raakt depressief. Lichamelijk kunnen er klachten als vermoeidheid, duizeligheid, gezichtsstoornissen, migraine en andere hoofdpijnvormen optreden.

20.4.2 DE NEK, SCHOUDERS EN WERVELKOLOM

Het nekreflexgebied hoort in het gunstigste geval vloeiend door te lopen in de wervelkolomreflex. Bij mensen die geneigd zijn te veel op hun nek te halen, ziet u een kromming in het verloop en vaak ook eeltafzetting.

Komt u dergelijke tekens op de linkervoet tegen, dan heeft de cliënt een te groot verantwoordelijkheidsgevoel. Hij kan slecht relativeren, problemen loslaten en zich overgeven. Voorts heeft hij de neiging overmatig te (willen) controleren en regelen, en sjouwt hij gevoelsmatig 'de hele wereld op zijn nek' mee. De grens tussen werkelijke verantwoordelijkheid en gevoelde verantwoordelijkheid is moeilijk te trekken.

Als de kromming en/of eeltverschijnselen ook op de rechtervoet aanwezig zijn, heeft het patroon uit het verleden zich voortgezet en spelen de verantwoordelijkheidsproblemen nog steeds.

Ziet u alleen op de rechtervoet afwijkingen rond het nekreflexgebied, dan neemt de cliënt verstandelijk en/of zakelijk meer verantwoordelijkheid op zich dan hij kan dragen. Lichamelijk kan dit klachten geven aan de nek (overmatige spanning van de nekspieren, scheefstand van de wervels), die uitstralen naar schouders (gespannenheid, ontsteking in het schoudergewricht), armen (zwaar gevoel, pijnlijke spieren) en hoofd (hoofdpijn, vermoeidheid van de ogen).

Als het verantwoordelijkheidsgevoel begeleid wordt door prestatiedrift, zetten de klachten zich voort vanuit de nek naar de schouders. Op de voet ziet u dan roodheid van de schoudergordel ontstaan. Het weefsel wordt naarmate het proces langer duurt eerst week, dan hard en uiteindelijk ontstaat er eeltafzetting. Zeker het gebied van het schouderblad (onder de kleine teen) vertoont dan nogal eens flinke eeltafzetting. Op de linkervoet geeft dit aan dat de cliënt zich snel verplicht voelt tot allerlei zaken. Hij heeft het gevoel iemand tegemoet te moeten komen. Onderliggend patroon is de angst 'niet aardig, niet vriendelijk' gevonden te worden en uiteindelijk 'er niet te mogen zijn'. Door zichzelf 'onmisbaar' te maken, vermindert men schijnbaar de kans om afgewezen te worden. Leren openstellen voor de ander, met respect voor de eigen grens, kan het patroon doorbreken naar een meer volwassen instelling. Het respecteren van de eigen grens voorkomt dat men opgezadeld zit met gevoelens, verantwoordelijkheid, taken die de eigen kracht op dat moment te boven gaan. Overtreedt men de eigen grens dan zal er eerst een gespannen gevoel in de schouders optreden. Daarna kan men pijnklachten of zelfs ontstekingen verwachten.

De wervelkolomreflex loopt in een glooiende lijn van de grote teen naar de hiel. Afbuigingen, krommingen, verhardingen of juist weekheid in een bepaald gebied zeggen iets over de afwijkingen in het reflecterende ruggebied. U kunt vrij precies bepalen waar de afwijking in de wervelkolom voorkomt. Belangrijk is dat u beseft dat vanuit de wervelkolom alle lichaamsdelen voorzien worden van zenuwprikkels. Als er sprake is van een afwijking in de wervelkolom (veranderde kromming, scheefstand van bepaalde wervels, inzakken door slijtage van de tussenwervelschijven), kan er ook sprake zijn van een uitstralend effect. De prikkelgeleiding van zenuwuitlopers van het desbetreffende wervelkolomgebied kan verstoord raken. U behandelt dus niet voor niets de hele voet. Met een losstaande diagnose van 'overmatige kromming in het lendegebied' begint u in feite niets. Door de totaalbehandeling beïnvloedt u niet alleen de wervelkolom (omgevende spieren, aanwezige bloedvaten en zenuwuitlopers), maar ook de overige lichaamsdelen. U verbetert de energieverdeling in het hele lichaam en bevordert daarmee de gezondheid van de totale mens. Bij toepassing van een deelmassage zou u dit effect missen. Weest u zich bewust van de centrale, steunende en verzorgende functie van de wervelkolom en de wisselwerking met alle andere lichaamsdelen en organen, waardoor de massage diepgaande effecten heeft.

20.4.3 DE ELLEBOOG

Het elleboogreflexgebied heeft normaliter een glooiend verloop. De huid is elastisch. Symbolisch gezien hangen de ellebogen samen met ambitie. Iemand stelt zich een doel: wil iets bereiken. Zolang dit overeenkomt met de innerlijke stroom en de kracht in eigen tempo naar buiten kan komen, zal dit geen problemen opleveren. Zodra men gaat forceren in uiterlijke wil of macht, kracht of snelheid ('met de ellebogen werken') ziet u een verandering op de elleboogreflex. Eerst zal er sprake zijn van roodheid, die op den duur overgaat in een opbolling van de zone en eeltafzetting. Het botje zal steeds meer gaan uitsteken. Lichamelijk hoeft dit niet direct klachten van de elleboog te geven. Vaak ziet u eerst klachten van de nek en schouders. Door uitstraling ontstaan er uiteindelijk ook klachten in het ellebooggewricht zelf (bijvoorbeeld een tenniselleboog).

20.4.4 DE BORSTKAS

De reflex van de borstkas is, in gezonde staat, een zachtroze, elastische voorvoet. De zachtere delen van de voorvoet hebben betrekking op de lymfe- en borstklieren. De hardere delen (pezen en daaronder liggende botjes) geven informatie over de borstkas. Bij gevoeligheid in de voorvoet bij het 'wrikken' en/of uitstrijken kan er sprake zijn van verstarring, kneuzing of soms zelfs van een (niet goed genezen) breuk in een deel van de borstkas. De plaatsbepaling geschiedt door de zone en hoogte vast te stellen op de linker- of rechtervoet en dit te spiegelen op de borstkas zelf. Uiteraard kunt u een breuk niet helen door voetmassage. De uitgaande prikkel zal in ieder geval het proces ten goede komen. De doorbloeding rondom slecht geheelde breuken zal verbeteren, waardoor verdere 'verbindweefseling' tegengegaan wordt. Het 'wrikken' geeft meer ruimte ('meer lucht') in de borstkas en is dus belangrijk bij cliënten met benauwdheidklachten (letterlijk en figuurlijk).

20.4.5 DE HEUPEN EN HET BEKKEN

Een zachtroze kleur en een elastische huid van de hiel en hielranden geven aan dat het bekken, de heupen en de energieverdeling rond deze gewrichten normaal zijn. Terwijl een te rode hielrand duidt op een overmatige energietoevoer naar dit gebied. Meestal verraadt dit dat men meer daadkracht tentoonspreidt dan men voorhanden heeft. Het kan ook aangeven dat iemand seksueel zeer actief is, waardoor de doorbloeding in het bekken verhoogd is. Lichamelijk kunnen er klachten zijn als irritatie, pijnklachten of zelfs ontstekingen van het heupgewricht of bekken.

Een te bleke hielrand treft u minder vaak aan. In deze maatschappij staat het presteren hoog in het vaandel. Velen laten zich hierdoor meevoeren, vaak tegen hun eigen natuur in. Als de hielrand links bleek is, zit de cliënt emotioneel vast. De gevoelens worden niet geuit. Kijk altijd eerst even naar het galblaasreflexgebied en de verdeling van de drie voetzones, zodat u een goed beeld krijgt van de constitutie en conditie. Een bleke hielrand rechts geeft aan dat de cliënt nog weinig daadkracht ter beschikking heeft. Dit kan komen door een onevenwichtigheid in gevoel en verstand, maar ook door een te lange periode van te veel presteren.

Eeltafzetting op de hielrand kunt u interpreteren als een afscherming. Men doet niet wat men werkelijk wil. Veel mensen maken al vroeg een 'onbewuste' keuze voor een bepaalde levenshouding, sport, baan en dergelijke. Bij de meeste mensen komt er een punt in hun leven waarop de vanzelfsprekendheid van die keuzen aan de kaak gesteld wordt. Door het ontgroeien van 'vroeger' en de ontwikkeling van bewuste eigen waarden en normen, kan men tot de conclusie komen dat men zich tot nu toe heeft beperkt in doen wat men echt leuk vindt. Juist door ontplooiing van dit passionele stuk komt de doorstroming (van opname, verwerken en loslaten) weer volledig op gang. Dit levert veel energie en bevrediging op.

Een eeltlaag kan er ook op duiden dat er seksueel een scheiding is gekomen tussen de verbondenheid met iemand en de lichamelijke lust. Men kan zich niet meer volledig geven, maar houdt 'iets' van de seksuele kracht of oerkracht achter. Lichamelijk ziet u bij mannen vaak het verschijnsel van 'een buikje', bij vrouwen te gespannen billen, die te ver naar achteren getrokken zijn waardoor een holle rug ontstaat ('eendenkontje'). In beide gevallen stroomt de (seksuele) energie niet meer vrijelijk door het bekken en naar de benen. De energetische verbinding tussen het hart en de seksuele organen is verbroken. Tantra, strelingen en massage kunnen helpen seksualiteit anders te beleven. Als de vertrouwensbasis geschaad is, kunnen relatietherapie en psychotherapie helpen het vertrouwen en respect in de relatie terug te brengen of te verbeteren. Leren werken met de ki-energie in oosterse concentratietechnieken of verdedigingssporten zorgt ervoor dat de oerenergie weer gaat stromen en constructief gebruikt wordt.

20.5   Massage

20.5.1 DE SCHEDEL EN ANDERE GEWRICHTEN VAN HET HOOFD

Om deze reflexgebieden goed te behandelen, masseert u de buitenranden en de toppen van de tenen. Hierbij kunt u altijd het beste in de richting van het hart werken (bij uitstrijkende, energetische bewegingen mag dat ook van het hart af). Nu masseert u van de top naar de basis. Ondersteun met de niet-masserende hand de teengewrichtjes, zodat de teen niet steeds doorbuigt. De beweging meerdere malen uitvoeren.

Na het masseren knijpt u de tenen in dezelfde richting uit. U maakt van uw vingers een soort klauwtje, dat u sprongsgewijs op verschillende plaatsen op de teen neerzet. Op die plaatsen oefent u lichte druk uit. Door uw hand steeds iets te draaien, masseert u steeds een andere plek. Herhaal de beweging enkele keren. Werk van de grote naar de kleine teen.

Na het uitknijpen sluit u de massage af met uitstrijkingen die in tegengestelde richting plaatsvinden (van basis naar top).

20.5.2 DE NEK, SCHOUDERS EN WERVELKOLOM

Massage van het nekreflexgebied gaat in een vloeiende beweging over in de massage van de overige delen van de wervelkolom. U begint met het aftasten van het verloop van de reflexbaan aan de zijkant van de grote teen. Al glijdend voelt u een soort gootje lopen aan de binnenkant van de voet. Als het gootje ophoudt, zakt u in een weker gedeelte. Van daaruit trekt u een vloeiende lijn naar de hielrand, die u ook in zijn geheel aftast. Deze aftastende beweging herhaalt u enige keren, zodat u het verloop van de reflexbaan in uw vingers hebt. Dan begin u met de daadwerkelijke massage. Hiervoor gebruikt u één vinger, die u rustig circulair over de reflexbaan beweegt. Zet hierbij uw vinger steeds opnieuw neer, dan kunt u stukje bij beetje de toestand van het weefsel onder uw vinger op u laten inwerken. Dit maakt differentiatie tussen de verschillende plaatsen mogelijk, waardoor u heel nauwgezet kunt diagnosticeren.

Na de circulaire massage strijkt u de reflexbaan nog enkele malen uit. Hierbij mag u meer kracht gebruiken dan bij het aftasten. Het gaat nu immers om een massagehandeling. Aan pijnlijke plekken en afwijkingen kunt u naar behoefte meer aandacht schenken.

Massage van de schoudergordelreflex begint aan de onderrand van de grote teen naar de kleine teen toe. Masseer eerst circulair. Strijk daarna het gebied nog enkele malen uit. Het reflexgebied van het schouderblad is nogal eens zichtbaar en het weefsel is harder dan het omringende weefsel. Circulaire massage, het gebied uitknijpen en de afsluitende uitstrijkingen zullen een helende stimulans vormen.

20.5.3 DE ELLEBOOG

Dit reflexgebied masseert u meestal niet apart, maar betrekt u bij de massage van de totale buitenrand van de voet. Mochten er klachten van de elleboog bestaan, dan kunt u het reflexgebied extra aandacht geven met circulaire massages en uitknijpen van de zone.

20.5.4 DE BORSTKAS

Ook dit gebied masseert u meestal niet apart. Tijdens de massage van de lymfebanen raakt u ook de reflexpunten van de borstkas. Met de algemene uitwrijf- en wrikbewegingen geeft u ook een prikkel aan het borstkasreflexgebied. Ook nu geldt dat u bij klachten in het borstkasgebied de reflexgebieden meer aandacht kunt schenken. Bepaal dan op het lichaam de exacte plaats en projecteer die plaats op de voet (linker- of rechtervoet, zone en hoogte). Masseer rustig circulair en strijk de zone daarna uit.

20.5.5 DE HEUPEN EN HET BEKKEN

Massage van deze gebieden gebeurt vooral door aanraking van de hiel. Op de onderzijde van de voet masseert men de hiel circulair. Uitstrijkingen kunnen in verschillende richtingen plaatsvinden. De kracht waarmee u masseert, past u aan de hoeveelheid spanning aan die u in dit reflexgebied aantreft. Hoe meer spanning, hoe rustiger u

de massage opbouwt. Uiteindelijk kan de hiel dan stevig tot hard worden gemasseerd, maar dit is niet altijd noodzakelijk om een goed effect te bewerkstelligen.
Vervolgens gaat u over tot het masseren van de hielranden. U laat uw duim als het ware schuin tegen de botrand lopen. Circulaire massages en uitstrijkingen completeren het geheel. Wees erop bedacht dat wanneer u kiezelachtige structuren onder uw vingers voelt, de massage door de cliënt bij harde druk als minder prettig zal worden ervaren.

Deel III Oefendeel

Dit deel van het boek geeft u de gelegenheid met de leerstof te oefenen.
In een aantal casussen krijgt u inzicht in de *opbouw* van de voet, de *teenopbouw en de aanhechting ervan*. U kunt noteren welke kenmerken u op de voeten waarneemt (leer uzelf hierbij een vaste volgorde aan). Deze *kenmerken* kunt u, met behulp van het boek, omzetten in een diagnose. Vanuit de diagnose kunt u vervolgens een *conclusie* trekken over wat raadzaam is voor de betrokken persoon om zijn/haar gezondheid zo optimaal mogelijk te waarborgen c.q. te herstellen.
Omdat u in de praktijk vóór de voeten van de cliënt zit (met de voetzolen naar u toe) bevindt de rechtervoet zich links op de foto en de linkervoet rechts. Noteer dit duidelijk om verwarring te voorkomen.
Als u klaar bent met uw oefening, kunt u vergelijken in hoeverre uw bevindingen overeenkomen met die van de auteur. Het kan voorkomen dat u meer kenmerken per paar voeten weet te achterhalen. Uit het aanbod van de verschillende kenmerken heeft de auteur per foto een selectie gemaakt, waardoor er zo veel mogelijk van de aangereikte stof terug te vinden is.

I De opbouw van de voet

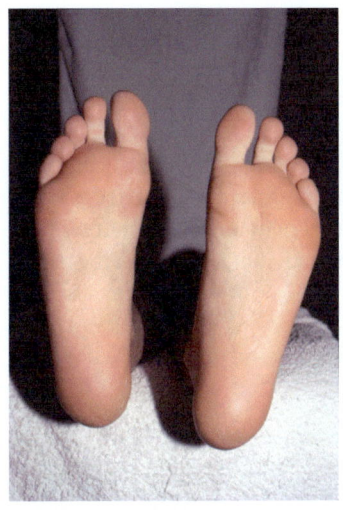

Foto 1.1

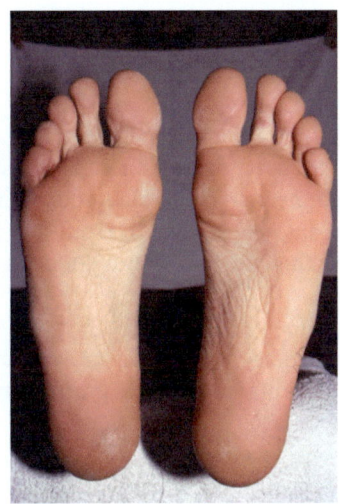

Foto 1.2

Foto 1.1
Ideale voetbreedte met een goede verdeling van de polen.

Diagnose
Goed geaard en ook spiritueel ingesteld. Evenwichtige opbouw qua opname, verwerking en gebruik.

Foto 1.2
Smalle voeten met een korte bovenpool, een langgerekte middenpool en een korte onderpool.

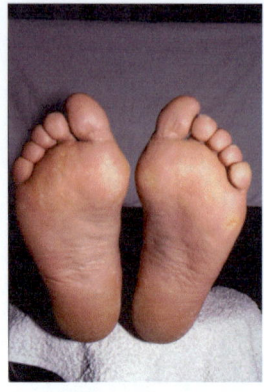

Foto 1.3

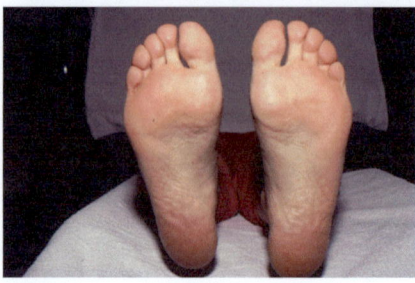

Foto 1.4

Diagnose
Minder goed geaard. Kan niet te veel en te lang achter elkaar indrukken opnemen. Heeft tijd nodig om te verwerken en te analyseren (kan dat wel heel goed). Heeft niet zoveel lichamelijke kracht ter beschikking, dus ook hierin periodes van activiteit afwisselen met rust.

Foto 1.3
Brede voeten, waarbij de lengteverdeling in evenwicht is. De bovenpool wordt in de breedte geaccentueerd.

Diagnose
Zeer geaard. Het accent ligt op het verstandelijk functioneren. Daarbij in aanleg goede verwerking mogelijk en voldoende daadkracht ter beschikking.

Foto 1.4
Normale voetbreedte met goede verdeling over de polen. Kleurverschillen: bovenpool roze, middenpool bleek, onderpool rood.

Diagnose
Goede evenwichtige geaardheid. Het kleurverschil geeft informatie over de huidige energieverdeling; in de bovenpool zijn vraag en aanbod op elkaar afgestemd, in de middenpool is sprake van onderfunctioneren, in de onderpool wordt zeer veel activiteit omgezet. Deze energie wordt onttrokken uit het verwerkingsgebied, dat daardoor uitgeput raakt. Door te stoppen met het overmatig doelgericht en lichamelijk bezig zijn, wordt het evenwicht hersteld.

2 De teenopbouw en aanhechting

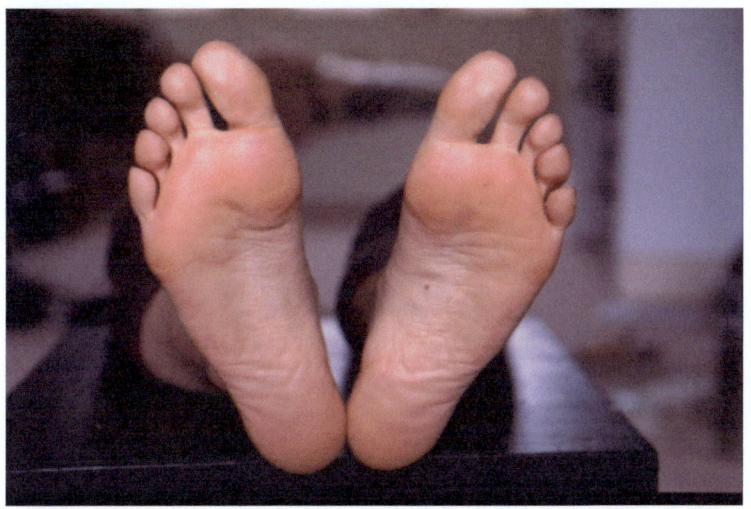

Foto 2.1

Foto 2.1
Grote bovenste kootjes van de grote teen. Op de rechtervoet groter dan op de linkervoet. Lichte eeltafzetting aan de onderrand aanwezig.

Diagnose
Grote intuïtieve aanleg, die zich in de loop van het leven verder ontwikkeld heeft. De intuïtie kan momenteel niet helemaal doorstromen.

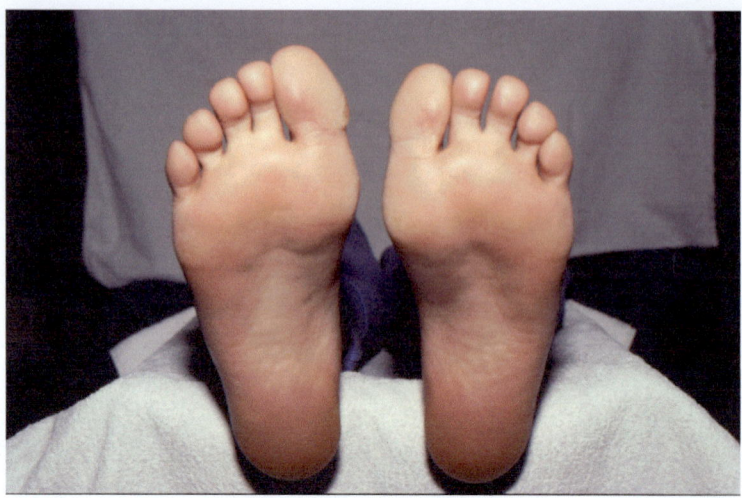

Foto 2.2

Foto 2.2
Rechtliggende tenen. De afloop van de tenen is redelijk gelijkmatig. De afloop van de teenaanhechtingslijn is ongelijkmatig.

Diagnose
De tenen liggen recht, dus de cliënt staat in het algemeen open voor indrukken. Visueel meer dan auditief, want de oortenen hebben de neiging naar binnen af te buigen. Ook lijkt het alsof de cliënt de auditieve informatie minder makkelijk kan laten doorstromen en iets meer 'oppot' in zijn hoofd (verdikking van de bovenste kootjes). Open verbinding met de intuïtie, wat betreft de inspiratie in de werksituatie. De intuïtie is in de loop van het leven minder groot geworden, maar functioneert wel beter dan voorheen. Binnen het gevoelsleven kan de intuïtie niet helemaal vrijelijk doorstromen. De aanhechting van de oogtenen is aan beide kanten hoog; de ogen zijn zwak in aanleg. Of deze zwakte ook tot uitdrukking is gekomen, kunt u onder andere door de anamnese te weten komen.

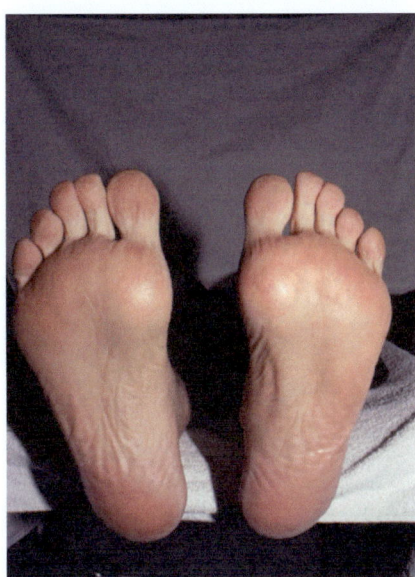

Foto 2.3

Foto 2.3
Aanhechting oogtenen normaal. Tweede en derde teen steken zeer ver uit en liggen mooi recht.

Diagnose
Ogen in aanleg goed. Zeer visueel ingesteld persoon, zowel op prikkels van de buiten- als van zijn binnenwereld. Hoewel het eerste kootje van de grote teen niet extreem groot is, kan er een aanleg zijn voor helderziendheid.

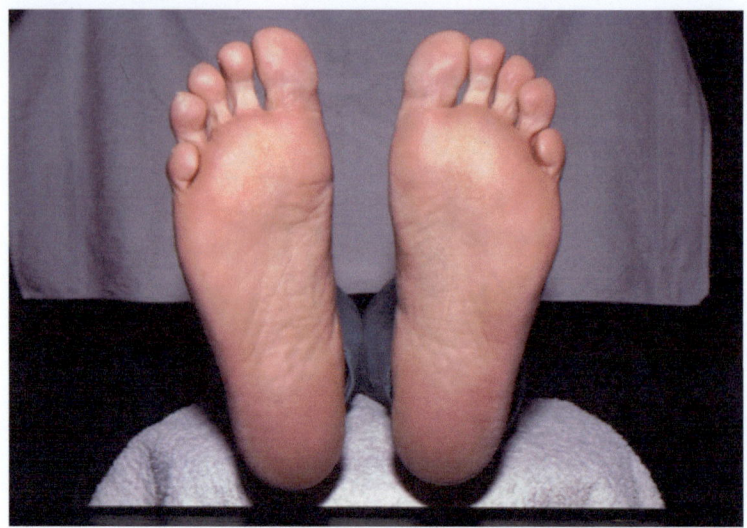

Foto 2.4

Foto 2.4
Aanhechting van de oren verloopt enorm. Vierde teen rechtopstaand, maar al enigszins naar binnen gericht. Vijfde teen klein en naar binnen gericht.

Diagnose
Aanleg van de oren zwak. Het luisteren naar zichzelf houdt nog enigszins stand, maar de afscherming is begonnen. Afscherming voor auditieve prikkels (van buiten) is reeds een feit. Het lichaam probeert zich te beschermen tegen de te grote hoeveelheid informatie die vanuit deze bron het lichaam binnendringt. Hiermee wordt de behoefte aan stilte en 'voedende' prikkels duidelijk (bijvoorbeeld geluiden die tijdens een boswandeling opvallen en New-Agemuziek).

3 Kenmerken, diagnose en conclusie

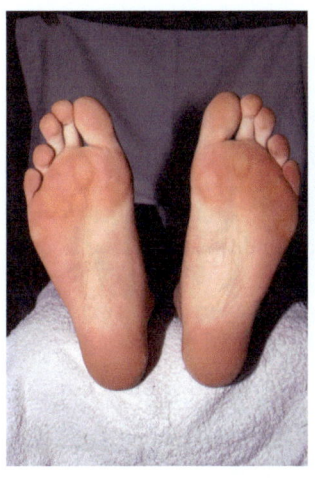

Foto 3.1

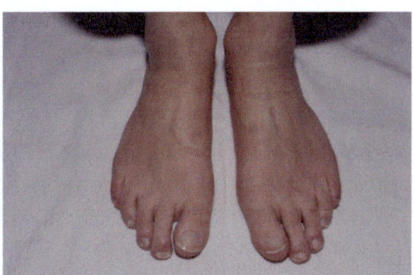

Foto 3.2

Man, 40 jaar

Kenmerken

1 Driedeling: bovenpool normale breedte, normale lengte, roodheid en eeltafzetting. Middenpool normale breedte, lang, darmgedeelte te bleek op de linkervoet. Onderpool te smal, te kort, rood met eeltafzetting.
2 Eeltafzetting op nek, schoudergordel en schouders.
3 Tweede teen uitzonderlijk lang.
4 Vierde en vijfde teen verspringen enorm in aanhechting en verloop. Erg rood. Naar binnen gedraaid.
5 Druppels aan de bovenste teenkootjes.

6 Grote eeltplekken op de longen.

Bovenaanzicht: gaaf.

Diagnose

1 Het opnamedeel is zeer actief. Het verwerkingsgedeelte zou de aanvoer van informatie makkelijk moeten kunnen verwerken, maar op de linkervoet blijkt het tegendeel. Verstandelijk ordenen gaat prima, gevoelsmatig de informatie op een rijtje krijgen, kost aanzienlijk meer moeite. Dit kan leiden tot versnelde ontlasting, winderigheid en een opgeblazen gevoel. Op het psychische vlak kan dit geprikkeldheid en een overspannen gevoel tot gevolg hebben. Veel lichamelijke belasting en creatieve vormgeving zullen hem snel uitputten. Aan de roodheid van de hiel is af te leiden dat hier nu veel energie in gaat zitten. De eeltrand geeft aan dat zijn bezigheden niet in overeenstemming zijn met wat hij echt wil.
2 Hij neemt te veel op zijn nek en schouders. Door deze plaatselijke overbelasting kunnen moeheid, stijfheid en soms knobbelvorming in de spieren ontstaan. Uitstralende klachten naar hoofd en armen kunnen hierop volgen.
3 Hij is nieuwsgierig, zeer op de buitenwereld gericht. Dit staat niet in verhouding met de informatie die hij nodig heeft om zelf verder te kunnen groeien.
4 Voor deze man is stilte belangrijk. Dat wat hij te horen krijgt, is voor hem al snel een te indringende prikkel, waardoor hij de neiging heeft zich vroegtijdig auditief af te sluiten. Een woon- en werkomgeving creëren die geen overbelasting voor hem vormen is essentieel, anders zal hij zich steeds verder voor geluid afsluiten. De opgezochte stilte geeft ook de mogelijkheid te luisteren naar dat wat zijn innerlijke stem hem te zeggen heeft. Hierdoor behoudt hij makkelijker zijn evenwicht. De aanwezige roodheid kan duiden op overmatige prikkeling van het oorvlies. Aanleg voor helderhorendheid.
5 Neiging tot verslijming en ontsteking in het hoofd: neus, bijholten, voorhoofdsholte en mondholte.
6 Hij is moeilijk te peilen. Komt het ene moment wel duidelijk voor zichzelf op, is extrovert, maar het volgende moment is hij onzeker

en teruggetrokken. Wisselende stemmingen. Verslijmings-
klachten van de longen. Als kind al neiging tot bronchitis, kroep-
achtige hoest of astma. Bepaalde delen van de longen kunnen
minder elastisch functioneren.

Conclusie

Het gevoelsmatig ordenen van informatie kost (te) veel energie. Bewust aandacht schenken en tijd nemen om het gevoel op zijn plek te
laten vallen, zijn noodzakelijk om niet in de knoop te raken. Leren
om meer vanuit het gevoel te doen dan alleen te handelen omdat het
zo verstandig is, maken dat de berg opgeslagen gevoelens niet groter
wordt. Lichaamswerk, yoga en meditatie helpen het bewustzijnspro-
ces op gang.

Overbelasting, vooral in het bovenste deel van het lichaam. Respect
voor zijn eigen grens is heel belangrijk, anders is er een kans dat hij
vervelende klachten ontwikkelt, zoals duizelingen of evenwichtsstoornissen, suizingen of druk op de oren. Onderzoeken wat geluid
voor hem betekent en zou kunnen betekenen, geeft diepgang in zijn
leven. Het zal hem ook meer in contact brengen met zijn intuïtie, met
als gevolg het doorgroeien naar een evenwichtige persoonlijkheid.
Overmatig piekeren en dwangmatig controleren zijn processen waarin het ego een overheersende rol speelt. Hoe meer hij tot vertrouwen
en overgave komt, des te minder hij last zal hebben van verslijmings-
klachten. De ruimte innemen die bij hem past, bijvoorbeeld door
dansen, euritmie, zal op alle fronten bevrijdend werken.

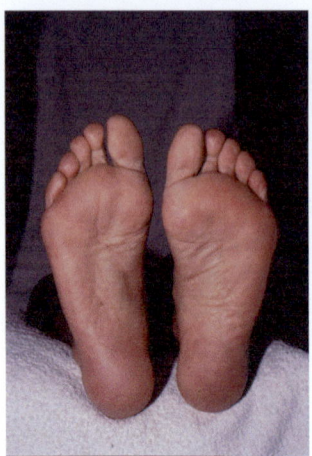

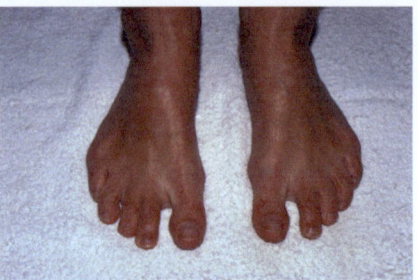

Foto 3.4

Foto 3.3

Vrouw, 47 jaar

Kenmerken
1. Driedeling: bovenpool kort, middenpool lang, onderpool normaal.
2. Roodheid van boven- en onderpool, middenpool goed van kleur.
3. Roodheid kleine tenen.
4. Rimpeling en droogheid hypofysegebied.
5. Diepe groef vanuit plexus solaris het long-luchtweggebied in op de rechtervoet.
6. Diepe groeven in beide maaggebieden.
7. Blauwe waas en onnatuurlijke spanning in dunnedarmgebied, vooral rechtervoet.
8. Rimpelige neergaande tak dikke darm.
9. Moedervlek opgaande tak dikke darm.
10. Droogheid en eeltvorming onderrand hiel.

Bovenaanzicht:
1. Ingevallen gootjes tussen de pezen.

Diagnose
1. Ze is gevoelig voor indrukken, dus opname van stoffelijke en

niet-stoffelijke indrukken doseren. Tijdig pauze nemen om hetgeen opgenomen is te verwerken. Verwerkingsgebied is groot; ze kan goed analyseren. Let ook op de grotere verbanden! Indien zij activiteit en rust afwisselt, zal het vormgeven zeker lukken.

2   Enige overactiviteit in opname- en uitscheidingsgebied.
3   Grote activiteit in de oren. Tenen staan naar binnen gedraaid, dus het kost relatief meer inspanning om auditief informatie binnen te laten. Gezien de roodheid wordt dit nu blijkbaar wel verlangd.
4   Hypofysegebied: intuïtie op het 'tweede' plan gezet. Het begin van een lichte groef is zichtbaar, dus is er sprake van een energieverstoring en zo mogelijk ook van een hormonale stoornis (dit kunt u in de anamnese verder uitdiepen).
5   Vanuit het energetische centrum, dat gaat over macht (zonnevlechtchakrum), komen er signalen het luchtweggebied in. Er is een ontwikkeling gaande waarin zij meer lucht en ruimte neemt om zichzelf te manifesteren. Hierdoor zal zij zich meer laten zien en minder op de achtergrond blijven.
6   Vermoeidheidsverschijnselen op het maaggebied. Verminderde werking van de klieren. Conditie slijmvlies niet optimaal. Te veel niet-voedende indrukken gehad, dat wil zeggen stoffelijk en niet-stoffelijk. Ze heeft te veel schadelijk materiaal opgenomen.
7   Kan een gevolg zijn van het proces vermeld onder punt 6; als wat in de maag komt niet past, zal het extra moeite kosten zich deze materie lichamelijk en geestelijk eigen te maken. Ze heeft zichzelf opgezadeld met voor haar niet-nuttig materiaal. Van stoffelijke aard: kijken naar voeding, medicijngebruik, milieufactoren, ziektegeschiedenis. Van niet-stoffelijke aard: kijken naar de manier van kiezen voor wat ze werkelijk wil.
8   Neiging om te blijven analyseren/piekeren, waardoor de doorstroming stagneert en er een ophoping in het laatste deel van de dikke darm ontstaat. Bewust bereid zijn tot loslaten helpt.
9   Aangeboren zwakte in dit deel van de dikke darm. Hier ontstaan gemakkelijk klachten zoals inwerking van spanning op fecessamenstelling, gasophoping enzovoort.
10 Ze doet niet wat ze echt wil; seksuele en creatieve uiting nog onvoldoende in overeenkomst met haar werkelijke gevoel.
11 Afweerkrachten verminderen.

Conclusie

Ze past zich veel te veel aan. Het is voor haar zaak dat ze meer en vaker naar haar gevoel en intuïtie luistert en handelt (meditatie, regelmatig stilstaan en zichzelf afvragen: wil ik dit en wil ik dit hier en nu?). Hierdoor zal ze zich meer in situaties gaan begeven die goed voor haar zijn: mensen aan wie zij zelf ook iets heeft, voedsel dat werkelijk voedt, kennis die haar werkelijk verrijkt. De hoeveelheid inkomend 'schadelijk' materiaal wordt direct beperkt, waardoor ze minder lang nodig heeft om het in zichzelf een plek te geven. Als ze merkt dat dingen 'passen', kan ze de controle makkelijker loslaten. Dit leidt automatisch tot meer vreugde, creativiteit en genot, op elk terrein (ook op het seksuele). De maag- en darmklachten zullen dan zeker afnemen.

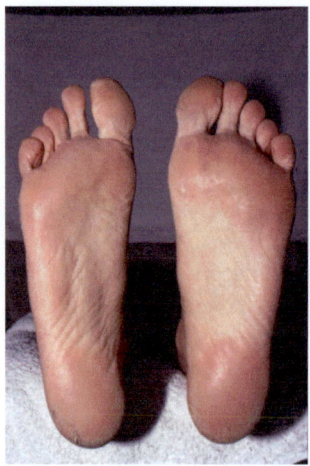

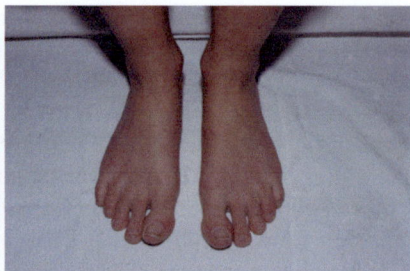

Foto 3.6

Foto 3.5

Vrouw, 32 jaar

Kenmerken

1. Driedeling: bovenpool klein en te rood, middenpool lang en iets te bleek, onderpool kort en te rood. Voeten maken een langgerekte, smalle indruk.
2. Uitbochting en eeltlaag om buitenrand grote teen.
3. Droge tweede kootjes van grote tenen.
4. Eeltafzetting en roodheid luchtwegzone linkervoet. Droge longzones.
5. Deuk in plexus-solarisgebied.

6 Urineleiders zichtbaar, rechtervoet iets duidelijker.
7 Bovenrug en onderrug rechtervoet zeer gerimpeld.
8 Eelt met inkervingen op de buitenste hielrand.

Bovenaanzicht:
1 Droogte en roodheid in het schoudergebied, vooral rechtervoet.
2 Begin van invallende gootjes tussen de pezen.

Diagnose

1 Gevoelig voor indrukken, kan niet te veel achter elkaar verdragen of ze overschrijdt hiermee haar grenzen. Verwerkingsgebied groot, maar veel tekening. Ze krijgt klachten door zware en langdurige lichamelijke activiteit. Deze vrouw is meer spiritueel dan aards ingesteld.
2 Neemt te veel op haar nek, zowel gevoelsmatig als praktisch.
3 Heeft een groot bovenste teenkootje (groot intuïtief en aanvoelend vermogen), maar de intuïtieve informatie kan niet doorstromen naar de rest van het lichaam. Ze maakt hier dus niet optimaal gebruik van. Dit proces kan op den duur lichte hormonale stoornissen geven.
4 Vindt het moeilijk om zelf ruimte in te nemen. Gezien de roodheid op de linkervoet gaat het hier om een langdurige houding. Lichamelijk kunnen er klachten zijn als benauwdheid, ophalen van slijm, druk op de borst, moeite met dooradmen. Borstademhaling kost meer moeite dan buikademhaling.
5 Cijfert zichzelf weg.
6 Voelt veel. Het is voor haar zaak dat ze uit wat ze voelt en meemaakt. Anders kans op verzuringsklachten (lichamelijk) en klagen of wrok (geestelijk).
7 Rug zwak, vooral nek, borstregio, onderste lendewervels en sacrale deel. Grote kans op vermoeidheids- of pijnklachten van dit lichaamsdeel.
8 Handelt niet vanuit haar diepere impulsen.
9 Ze doet meer dan ze aankan.
10 Haar afweersysteem functioneert onder zijn kunnen.

Conclusie

Afstemming op haar grote spirituele bron is noodzakelijk. Hierdoor zal zij zich automatisch gevoelsmatig beter afstemmen op wat goed voor haar is. Het is ook zaak dat zij hiervoor gaat staan en de ruimte inneemt die zij nodig heeft (zal haar al snel te veel lijken). Lichamelijke oefeningen voor versteviging en versoepeling van de rug (Mensendieck-, Cesartherapie) en leren de totale ademhaling optimaal te gebruiken (door methode Ilse Mittendorff). Veel (water) drinken om de doorstroming te bevorderen en haar gevoelens niet opkroppen (zowel lichamelijk als psychisch goed 'uitzeiken'). Tijdig rusten en niet alles alleen willen opknappen. Naast voetmassage is het afweersysteem gunstig te beïnvloeden door vetarme, vitamine- en vezelrijke voeding. Rust, sauna-, wisselbaden en massages zullen haar snel versterken.

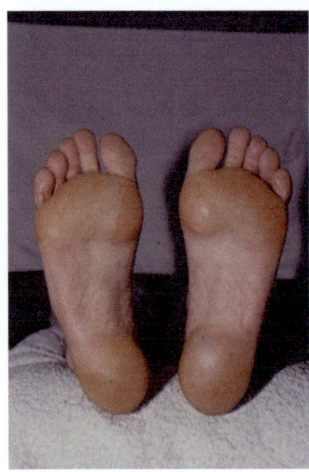

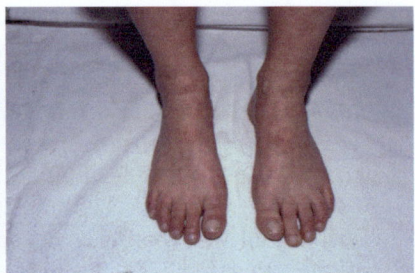

Foto 3.8

Foto 3.7

Vrouw, 40 jaar

Kenmerken

1 Driedeling: bovenpool normaal, middenpool iets te lang, onderpool te smal. Normale tot brede voeten.
2 Uitbochting en eeltlaag buitenzijde grote teen, vooral rechtervoet.
3 Tweede teen langer dan grote teen, eelt op het topje.
4 Volledige (gelige) vereelting van het bovengebied.
5 Heel veel kleine groefjes op het dunnedarmreflexzonegebied.
6 Volledige (gelige) vereelting van de hielen.
7 Moedervlekje op bovenrand linkerhiel.

Bovenaanzicht:
1 Roodheid op toppen van de tenen.
2 Eeltplekjes boven op tenen.

Diagnose
1 Iemand die zich in feite thuis kan voelen op aarde, 'in feite', want de eeltlagen geven aan dat dit niet lukt. Ze is in staat zich langere tijd te concentreren en de aangeboden stof op te nemen. Kan de indrukken die zij opneemt goed verwerken. Niet de persoon om lichamelijk veel te doen met haar kennis. Heeft dus sneller lichamelijk dan geestelijk een pauze nodig.
2 Neemt verstandelijk te veel op haar nek.
3 Nieuwsgierig, op de buitenwereld gericht. De tweede teen heeft te maken met 'zien en gezien worden'. De eeltlaag op het topje geeft aan dat ze wel observeert, maar niet zo snel iets van zichzelf laat zien.
4 De gele kleur van de eeltlaag kan verschillende oorzaken hebben. Er kan een leverstoornis zijn geweest, zoals vergrote galafvloed, geelzucht. Ze kan veel wortels, sinaasappels en andere gelige vruchten(sappen) gebruiken, zoals bij het Moermandieet wordt voorgeschreven. Door navraag kunt u dit achterhalen. Deze vrouw schermt zich geestelijk af. Het is net of zijzelf niet aanwezig is tijdens het opnemen van indrukken; ze trekt zich diep in zichzelf terug. De oorzaak hiervan ligt voor of rond de geboorte of in het eerste levensjaar.
5 Het verteringssyteem van de vrouw werkt niet optimaal.
6 Ze doet alles wel, maar ook hier is zij niet wezenlijk bij betrokken.
7 Aanleg voor lichte scheefstand van het bekken. Dit geeft vermoeidheids- of zelfs pijnklachten in de onderrug.
8 Zij legt de nadruk op het verstandelijk functioneren.
9 Zij kan niet goed overweg met haar gevoelens, waardoor er klachten aan de slijmvliezen in het hoofd (bijholten, voorhoofdsholten) optreden. Ze blijft hierover piekeren en malen.

Conclusie
Haar bewustwordingsproces is nog niet volledig ingezet. Ofwel, het beeld dat de buitenwereld (en misschien zijzelf ook) van haar heeft, klopt niet met wie ze werkelijk is. Met behulp van zorgvuldige en zorgzame hulp kan zij in haar eigen tempo leren steeds meer zichzelf te zijn in gezelschap. Compassie voor haar eigen proces en steun van

de omgeving zijn hierbij onontbeerlijk. In het begin vooral milde, ontvankelijke therapievormen, zoals creatieve therapie, core-energetica, 'voice-dialogue' en dansen. Later, als ze meer in haar eigen kracht komt en meer inzicht heeft in zichzelf, zijn ook Gestalttherapie en bio-energetica te gebruiken. Voor het bekken en de rug zijn Mensendieck- of Cesartherapie aan te bevelen, vanwege de houding corrigerende en preventieve werking hiervan.

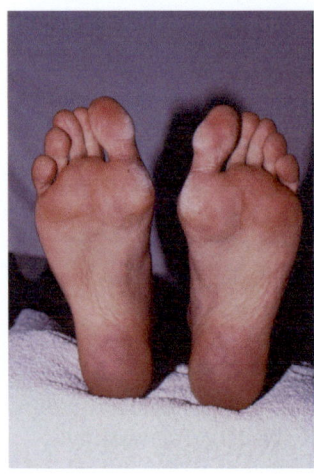

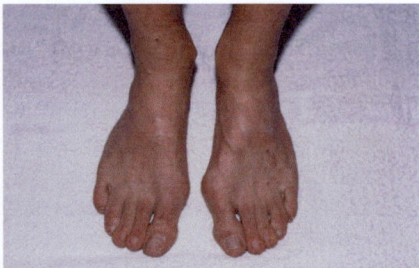

Foto 3.10

Foto 3.9

Man, 41 jaar

Kenmerken

1 Bovenpool breed, normale lengte, te rood. Middenpool van de rechtervoet breder en langer, zowel ten opzichte van de totale voeten als van de linkermiddenpool. Iets te bleek. Onderpool relatief iets te kort, goede breedte, donkerrood/paars van kleur.
2 Uitbochting en droge eeltlaag op de ver naar buiten gebogen grote tenen.
3 Tweede teen is kleiner dan de derde teen.
4 Vierde en vijfde tenen naar binnen gedraaid en verspringen erg, zowel in lengte als in aanhechting.
5 Uitbochting en eeltvorming bovenste rugdeel, inbochting onderin (met groefjes).
6 Opgaande en neergaande tak dikke darm getekend.

7 Leverkwab opgezet (rechtervoet).
8 Galblaas getekend en opgezet (rechtervoet).
9 Eelt op de hiel.

Bovenaanzicht:
1 Doorgezakte voeten.
2 Moedervlek borstkastreflexgebied op de linkervoet.

Diagnose

1 Deze man voelt zich thuis op aarde. Hij heeft zich vooral verstandelijk ontwikkeld en legt hier momenteel ook het accent op. Hij kan geestelijk veel hebben. Deze informatie ordent hij echter minder makkelijk dan voorheen (vermoeidheid). Hij doet er verstandig aan niet te lang achter elkaar lichamelijke arbeid te verrichten (doet dit nu wel en put zichzelf hiermee erg uit).
2 Hij neemt te veel op zijn nek (zie verder punt 5). Hij is erg op de buitenwereld gericht en wordt hierdoor ook sterk beïnvloed. Dit wordt nog eens versterkt door punt 3.
3 De tweede en derde teen geven informatie over de ogen en het zien. De tweede teen vertegenwoordigt hoe men naar zichzelf kijkt. De derde teen hoe men de buitenwereld bekijkt. Deze derde teen is bijna net zo lang als de grote teen en overstijgt de tweede teen ruimschoots. Hieruit blijkt zijn gerichtheid op alles wat er buiten hemzelf afspeelt.
4 Hij luistert niet naar zijn innerlijke stem. Verder is hij gevoelig voor geluid en schermt hij zich hiervoor af. De aanwezige roodheid toont aan dat er momenteel veel auditieve inspanning gevraagd wordt.
5 Net als bij de nek is ook op de bovenzijde van de rug een uitbochting te vinden. Deze man neemt van alles ('de wereld') op zijn nek en bovenrug. En net als bij Atlas is hem dat veel te zwaar. Het gaat hier om een levenshouding waarbij 'zwoegen, hard werken voor...' trefwoorden zijn. Wat hij hieruit kan leren, is dat hij niet hoeft te werken om aanwezig te mogen zijn. De inbochting aan de onderzijde is een logisch gevolg van de kromming boven in de rug, anders zou hij zijn evenwicht verliezen. Vermoeidheids- en pijnklachten kunnen hier direct uit voortvloeien. Indirect beïn-

vloedt deze kromming alle organen, bloedvaten en weefsels waar deze mee in verbinding staat. Bovenin betekent dit invloed op het hart. Onderin staan zelfs de reflexen van de maag en darmen in dezelfde kromming getekend.

6 De dikkedarmklieren zijn zwak, waardoor hij een verhoogde kans heeft op gasvorming, opgeblazenheid en brijachtige ontlasting.
7 De leverreflex toont duidelijk. Deze man verlegt steeds de grens van zijn uithoudingsvermogen.
8 Ook de gegevens van de galblaas geven aan dat hij op zijn tenen loopt. Hij strooit kwistig met energie om plannen ten uitvoer te brengen en geeft niets uit handen.
9 In combinatie met punt 2, 5 en 8 kunt u stellen dat deze man zich totaal inzet voor zaken die niet hemzelf betreffen maar zijn omgeving. Hij doet niet wat hij echt wil doen en waar hij zelf ook energie van zou krijgen.
10 Verzwakking van de lever.
11 Gevoeligheid in de linkerborststreek of van het onderliggende orgaan (de milt).

Conclusie

Deze man stevent af op een hartinfarct. Hij put zichzelf uit door met veel energie en daadkracht, gericht op anderen en de buitenwereld, allerlei klussen te klaren. Waarschijnlijk is dit gedrag al op heel jonge leeftijd begonnen. Hoog tijd om eens te gaan uitrusten en te gaan kijken wat hij zelf wil (daarachter komen kost moeite: tweede teen is immers klein). Slapen, op zijn gemak in de zon zitten, een rustige wandeling, een massage ondergaan, saunabezoek en gewoon niets doen, zijn voorbeelden van activiteiten die hem een nieuw stuk vanzichzelf zullen laten leren kennen. Als hij zelf steeds meer in de gaten heeft dat hij er mag zijn zonder er iets voor te hoeven doen, kan hij zich oprichten. Het rechten van zijn rug kan behalve door een veranderde instelling bevorderd worden met behulp van Mensendieck- en Cesartherapie.

Zijn rug is de sleutel voor een verbetering van zijn algemene gezondheid. De rug weerspiegelt iemands levenshouding en bepaalt de uitstraling naar alle andere organen en weefsels. Hart, maag en darmen functioneren minder goed onder invloed van de krommingen in de rug. Chiropractie, manuele therapie en dergelijke zouden een te harde methode zijn, omdat deze houding diep ingeworteld zit (constitutioneel tekent de kromming immers ook). Het is zaak dat hij zo spoedig mogelijk met zichzelf aan de gang gaat en uitrust.

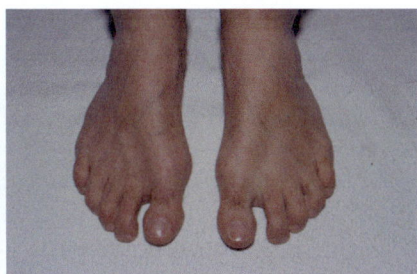

Foto 3.12

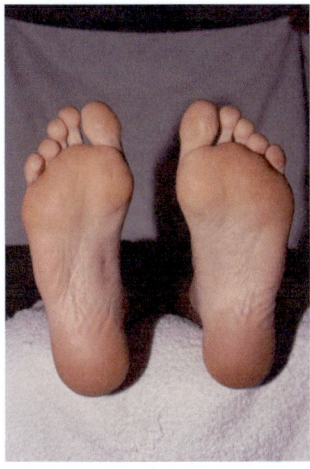

Foto 3.11

Man, 43 jaar

Kenmerken
1 Eeltlaagje op top tweede en derde teen.
2 Groef op het hartgebied, op de rechtervoet scherper getekend dan op de linkervoet.
3 Eeltlaag op rechterschouder.
4 Leverkwab ingevallen en week, voetuitbochting te zien op deze plek.
5 Grote miltkwab, onderin gegroefd, ook hier een uitbochting.
6 Moedervlek op het rechter dunnedarmgebied, veel kleine groefjes lopen in de ronding van de rug mee.
7 Moedervlek op linkerniergebied.

Bovenaanzicht:
1 Klauwtenen.
2 Gootjesvorming tussen de pezen, vooral rechts.
3 Blaasjes op de rechterbovenvoet.

Diagnose

1. Moeite om de visuele indrukken die hij opdoet te plaatsen. Hierdoor kunnen ook slijmproblemen in de bijholten naar voren komen.
2. De groef komt ook op de linkervoet voor. Het gaat hier dus om een onverwerkte emotionele gebeurtenis in zijn jeugd. Ook nu heeft dit invloed op zijn manier van liefhebben. Zal eerst moeten worden verwerkt, zodat hij weer volledig open kan staan voor inkomende gevoelens.
3. Heeft verstandelijk te veel op zijn schouders. Doet te veel.
4. De lever heeft veel te verwerken gehad en is hier nog niet van hersteld. Gevoelsmatig te veel zorgen maken en piekeren, verstandelijk te veel informatie opgenomen of bijvoorbeeld te veel en niet de juiste kwaliteit eten verorberd.
5. Ook zijn milt heeft veel te verduren gehad. Hij functioneert hierdoor minder optimaal, waardoor onder andere vermoeidheid optreedt.
6. Het gevoelsmatig verwerken van indrukken is niet zijn sterkste kant. Daarbij komt een lichte scheefstand van de rug, die ook invloed heeft op het functioneren van de dunne darm. Dit geeft nu slechts lichte spijsverteringsklachten, maar er is een behandeling nodig om in de toekomst erger te voorkomen.
7. Hij heeft aanleg voor het vasthouden van emoties, zouten en eiwitten.
8. Hij klampt zich vast aan de aarde. Zijn bovenpolen zijn extra breed, de overige polen hebben een goede breedte. In feite heeft hij dus alles in huis om zich evenwichtig en niet-verkrampt neer te zetten.
9. Verzwakking van het lymfestelsel.
10. Verzwakking van de lymfedoorstroming, met name in de rechteroksel.

Conclusie

De lever en de milt (het afweersysteem) zijn de eerste aandachtspunten. Uitrusten, verminderen van binnenkomende prikkels om eerst te kunnen opruimen wat er (nog) ligt en warmte (sauna, plaatselijke wikkels) zullen hem in een betere conditie brengen. In deze rustfase zou hij met enig zelfonderzoek kunnen nagaan waarom hij zo slecht geaard is en hoe hij dit kan verbeteren. Het opruimen van de vroege emotionele blokkade zou hierbij kunnen helpen.

Punt 3, 6, 7 en 8 houden direct verband met elkaar. Hier kan hij op twee manieren zelf iets aan doen. Allereerst is het zaak dat hij zijn grens erkent. Hoe beter hij beseft dat bepaalde indrukken, activiteiten en voeding te veel van hem vergen (met name de gevoelsmatige verwerking), des te kleiner is de kans op overbelasting. Ten tweede is het mogelijk de manier waarop hij zijn belevingen gevoelsmatig ervaart in een ander kader te leren plaatsen. NLP, 'Redicision'-therapie en gedragspsychologische therapieën kunnen hem hierbij helpen. Correctie van de rug heeft naast een verbetering van de houding ook een positieve invloed op de inwendige weefsels.

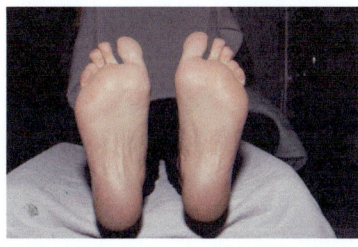 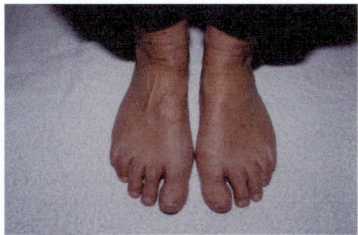

Foto 3.13   *Foto 3.14*

Vrouw, 54 jaar

Kenmerken
1 Eeltplekje op top derde teen.
2 Hoge aanhechting tussen tweede en derde teen.
3 Sterk afdalend verloop aanhechting vierde en vijfde teen.
4 Zeer korte kleine tenen.
5 Uitbochting schoudergebieden.
6 Groef op het hartgebied, alleen op de rechtervoet.
7 Groot gedeelte van de wervelkolom toont week.
8 Rimpelig dunnedarmgebied met groeven.

Bovenaanzicht:
1 Klauwtenen.

Diagnose
1 Afschermen van visuele indrukken.
2 Zwakte van de ogen (brildraagster).
3 Zwakte van de oren.

4 Het gehoororgaan is erg gevoelig, waardoor ze al snel hinder heeft van veel en hard geluid. Ook het inwendige oor kent een grote gevoeligheid. Ze heeft op latere leeftijd een verhoogde kans op bijvoorbeeld doofheid, oorsuizingen of evenwichtsstoornissen.
5 Zorgzaam type. De eeltafzetting is minimaal, dus ze ervaart het zelf niet als te veel verantwoordelijkheid en zorg.
6 De groef is alleen rechts te zien. De afscherming van het hart, van haar gevoelens, is dus een conditioneel teken.
7 Groot deel van de rug is zwak.
8 Verwerking van verstandelijke en gevoelsmatige zaken kost haar veel moeite.
9 Klampt zich vast aan de grond.

Conclusie

Door de in aanleg zwakke zintuigen (ogen, oren) is zij algauw overbelast door indrukken. Heerst er veel drukte en commotie om haar heen, dan zal ze zich ter bescherming meer in zichzelf keren.

Ze heeft een groot verantwoordelijkheidsgevoel en doet veel voor anderen. Ze schermt haar eigen gevoelens af en dat is waar de schoen zal gaan wringen. Ze stelt zich dienstbaar maar 'onzichtbaar' op. Het aangeven van wensen, behoeften en het uiten van gevoelens maken dat zijzelf een gezicht blijft houden en niet in het patroon van 'sloof' terechtkomt. Haar rug is niet sterk, dus het steeds meer in zichzelf terugtrekken en nauwelijks kenbaar maken waar zij steun/ondersteuning kan gebruiken, komen haar zeker niet ten goede. Het uiten van wat er in haar omgaat, helpt ook dit te verwerken en een plek te geven. Dit zal haar haar levensplezier teruggeven, zodat ze zich kan ontspannen.

Naast al deze psychische aanbevelingen ook nog een aantal lichamelijke. Allereerst uitrusten en lekker doen waar ze zin in heeft. Regelmatig haar lichaam en voeten te laten masseren helpt haar te ontspannen en beter in evenwicht te komen. Het is belangrijk om goede voeding te gebruiken (volwaardig, weinig vet en vitaminerijk) en veel water te drinken.

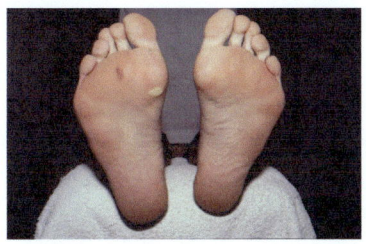 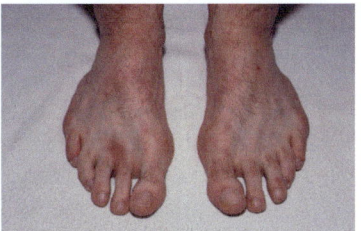

Foto 3.15   Foto 3.16

Man, 35 jaar

Kenmerken
1 Bovenpool erg breed, lang, mooi van kleur. Middenpool breed en lang, bepaalde delen iets te bleek. Onderpool smal en kort, te rood.
2 Ingevallen, bleke zijkanten van de tweede kootjes van alle tenen.
3 Moedervlek met groef rechterlonggebied. Op de linkervoet op dezelfde plaats een aantal bloedvaatjes. Eelt over de longzones.
4 Schoudergordel opgezet, schouderblad is groot en heeft een flinke eeltplek (de nek ook).
5 Eeltlaag op het hartgebied. Op de rechtervoet tevens het restant van een blaar.
6 Een groot, opgezet levergebied met een deuk op de plaats van de galblaasreflex (rechtervoet).
7 Een grote opgezette miltkwab op de linkervoet.
8 Een diepe inkerving op de rugreflex van de rechtervoet.

Bovenaanzicht:
1 Bloeduitstortingsachtige eczeemplekken over de voet verspreid.
2 Doorgezakte voeten.
3 Ingevallen gootjes tussen de pezen.

Diagnose
1 Het accent ligt bij deze man op het verzamelen van informatie, de opname. Er is geen opvallende roodheid, dus het gaat hem in feite makkelijk af. De eeltlagen komen bij de desbetreffende or-

ganen aan bod. De capaciteit van het verwerkingsgebied is groot (alleen de dunne en dikke darm werken iets onder hun kunnen). Het uitscheidings- en doegebied is klein. De roodheid toont het inzetten van zijn wil om dingen toch voor elkaar te krijgen.

2   Hij heeft problemen met de slijmvliezen in zijn hoofd.
3   Hij heeft een aangeboren zwakte van de longen. Dit in combinatie met punt 6, 7, 10 en 11 kan duiden op een allergische aanleg (lever, afweersysteem en slijmvliezen functioneren onder hun kunnen). De eeltlaag laat zien dat hij zich afschermt, niet volledig dooradmt en verzuimt de ruimte in te nemen die hem past.
4   Hij neemt veel op zijn nek en schouders. Dit lijkt in tegenspraak met de beweringen van punt 1: hij is in staat om veel informatie op te nemen. De manier waarop hij zijn informatie verzamelt, 'nekt' hem nu. Hij forceert zichzelf door actief achter de dingen aan te hollen om te vinden wat hij nodig heeft.
5   Hij schermt zich gevoelsmatig af. Hij komt met veel dingen in aanraking, maar heeft nog niet de openheid om te voelen wat dit hem werkelijk doet. De blaar toont aan dat er een proces in beweging is gezet, waarbinnen hij onderzoekt hoe hij dit veranderen kan en hoe hij meer hartcontact kan inbrengen.
6   Zijn lever heeft veel te doen. Een leversignaal staat nooit op zichzelf maar is altijd verbonden met een ander lichaamssysteem of orgaan. Hier ziet u lever-, milt- en afweersignalen die duiden op vermoeidheid (kan zelfs duiden op Pfeiffer, toxoplasmose, postviraal-syndroom). De slijmvliezen zijn er ook bij betrokken, zodat de kans op allergische verschijnselen groot is. De galblaas is bleek en ingedeukt. Door zijn persoonlijke wil te veel in te zetten, put hij zichzelf uit.
7   Zijn milt functioneert op een hoog niveau.
8   Verzwakking van de onderrug, waardoor er een verhoogde kans bestaat op een blessure (bijvoorbeeld doorzakken, spierklachten, hernia).
9   Verminderde werking van zijn afweersysteem. Zijn bloed is enigszins 'vervuild', waardoor met name de aders overbelast zijn.
10 Overbelasting van de lever.
11 Overbelasting van het afweersysteem.

Conclusie

Hij kan de reiniging van bloed en lymfe inzetten met behulp van voetmassage, voeding, water drinken, gebruik van speciale kruiden en sauna. Ook de ondersteuning van de leverfunctie door middel van kruiden zal zijn vermoeidheid verminderen, het bloed zuiveren, de afweer verbeteren en de aders ontlasten.

Het openen van zijn hart is in werking gezet en er is moed en goede (spirituele en psychotherapeutische) begeleiding nodig om steeds meer van zijn gevoel toe te laten.

Ter ontlasting van zijn hoofd helpt het als hij zich bewust wordt welke informatie hij werkelijk nodig heeft. Het antwoord op die vraag ligt heel dicht bij zijn zielenopdracht in dit leven, waarbij de persoonlijke wil getransformeerd wordt naar de collectieve wil. Voorzichtig zijn met kou en overbelasting van de rug, zodat de zwakke plek in de rug ontzien wordt en weer aansterkt. Ademtherapie, tai chi en dansen kunnen hem helpen zich makkelijker en vrijer te bewegen.

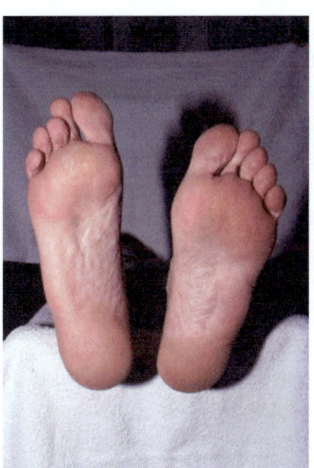

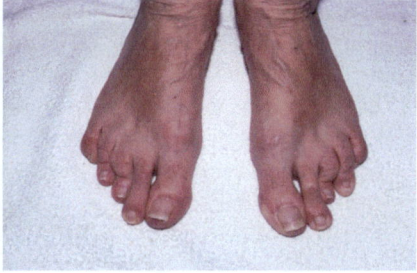

Foto 3.18

Foto 3.17

Vrouw, 55 jaar

Kenmerken

1 Linkervoet korter en breder dan langere, smallere rechtervoet.
2 Grote bovenste koot van de grote teen.
3 Hoge aanhechting oogtenen.
4 Onregelmatigheid in tenen van de rechtervoet.
5 Eeltplek slokdarm/luchtpijp rechtervoet.

6 Hoge gegroefde tekening van de dikke darm op de rechtervoet, loopt zelfs door het hartgebied heen.
7 Rode blaasjes op maaggebied rechtervoet.

Bovenaanzicht:
1 Doorgezakte voeten.
2 Derde, vierde en vijfde tenen 'klauwen' zich vast aan de grond.

Diagnose
1 Haar constitutie (linkervoet) is dat zij stevig geaard zou kunnen zijn. In aanleg is het vermogen tot opnemen, verwerken en ernaar handelen in evenwicht. In de loop van haar leven is zij echter minder geaard geworden (rechtervoet is smaller), waardoor zij uit balans is geraakt.
2 Zij heeft een grote intuïtie ter beschikking.
3 In aanleg heeft de vrouw zwakke ogen, waardoor er een verhoogde kans is op bril-/lensgebruik. Het tijdstip waarop een constitutionele zwakte zich uit in een conditioneel feit, is nooit in te schatten.
4 Bij deze vrouw is er het een en ander zintuiglijk misgegaan. In aanleg is ze heel gelijkmatig (teenopbouw linkervoet gelijkmatig), conditioneel is zij echter onevenwichtig. Op de rechtervoet is de tweede teen uitgerekt. Tegen haar natuur in houdt zij zich nu meer met de buitenwereld bezig dan met zichzelf. De derde teen is groot, rood en heeft een opgezet, bovenste kootje en laat zien dat ze nu allerlei informatie oppot. Ze is niet gericht op verwerking of gebruik hiervan (het tweede kootje is nauwelijks waarneembaar, het derde kootje is niet te zien). De vierde teen, die de innerlijke stem weerspiegelt, is goed van opbouw. De vijfde teen daarentegen is naar binnen gedraaid en heeft een dik, opgezet, rood, bovenste kootje met eelt. Ze stelt zich bloot aan te veel auditieve informatie, waarvoor haar lichaam zich probeert af te schermen. Ook hier is sprake van oppotten in plaats van verwerken en gebruiken.
5 Afscherming van de slokdarm of luchtpijp (door navraag helder te krijgen en zelf combineren met de informatie van punt 2 en 7). Dat wat ze inneemt geeft irritatie en kan leiden tot lichamelijke klachten, zoals overmatige verslijming, pijnlijke inademing of pijn bij inname van voedsel.

6 De dikke darm heeft invloed op het functioneren van haar hart. Ze heeft last van het rhoemheldsyndroom (opgeblazenheid, winderigheid, vaak onregelmatige ontlasting, gecombineerd met hartkloppingen, onregelmatige hartslag en lichte benauwdheid).
7 Verminderd functioneren van de maagklieren (zowel slijmklieren als klieren die spijsverteringssappen produceren).
8 Verminderd functioneren van de lever.
9 Ze klampt zich vast aan de aarde.

Conclusie

Het grootste deel van de klachten zal verholpen worden als deze vrouw aardingsoefeningen gaat doen. Hiermee gaat ze weer terug naar haar eigen natuur en zet daarmee een keten van positieve reacties in werking. Ze zal zich veiliger in zichzelf voelen, waardoor ze niet meer zo nodig alles in de gaten hoeft te houden (overmatige aanvoer van indrukken). Het slecht verwerken van de informatiestroom (slokdarm-, maag-, dikkedarm- en hartklachten, vermoeide lever) komt dan ook in een ander daglicht te staan. Hoe beter ze geaard is, des te meer innerlijke zekerheid ze opbouwt en des te makkelijker ze haar intuïtie kan vertrouwen.

Verder helpt voetmassage bij het vinden van een natuurlijker evenwicht en ondersteunt het de heling van de organen. Het gebruik van (bittere) kruiden en een passend voedingsvoorschrift zullen ervoor zorgen dat zij vlug beter in haar vel zit.

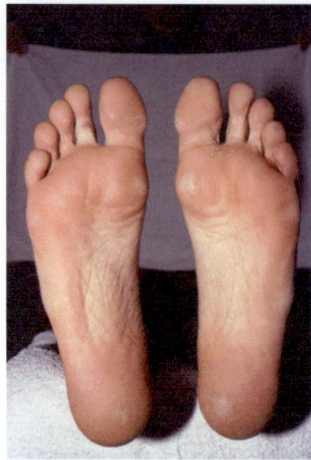

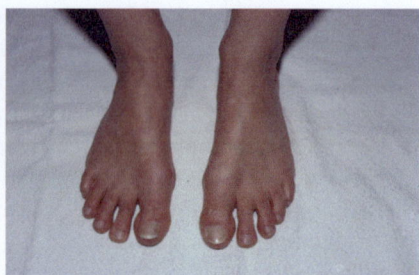

Foto 3.20

Foto 3.19

Vrouw, 36 jaar

Kenmerken
1 Eeltlaag op bovenste kootje van de grote tenen.
2 Rimpeling en ingevallen huid van tweede kootjes van alle tenen.
3 Blaasjes op tweede kootje van de tweede teen van de rechtervoet.
4 Eelt op hartzones.
5 Eelt op schouderzones en elleboogzones, vooral linkervoet.
6 Rimpeligheid en blaasje op dunnedarmgebied rechtervoet.
7 Putje en rood plekje op nierzone rechtervoet.
8 Duidelijke tekening van de urineweg, rechter- en linkervoet.

Bovenaanzicht:
1 Begin van kalknagels van de grote tenen.
2 Begin van doorgezakte voet.
3 Blauwe waas op de plaques van Peyer, links.

Diagnose
1 Ze schermt haar intuïtie af. Dit geeft druk op haar achterhoofd en in haar nek.
2 De slijmvliezen in haar hoofd werken minder goed. Ze overdenkt

en overdenkt. Omdat het hier niet alleen een rimpeling aan de zijkant van de tenen betreft, maar ook de boven- en onderzijde, is het goed navraag te doen of ze ook kaak- of gebitsproblemen heeft.

3   Ook hier kunt u twee mogelijkheden hebben. Of haar neusslijmvlies is zeer geïrriteerd en heeft moeite om voldoende slijm te produceren ter bescherming van dit luchtwegkanaal. Of ze heeft een acute aandoening in de rechterkaak (rechterhoektandzone), waarbij het moeite kost voldoende afweerkrachten te mobiliseren. Navraag brengt opheldering.
4   Ze schermt zich af van haar eigen gevoelens. Het gebied op de rechtervoet is iets roder, waaruit u kunt afleiden dat er momenteel iets gaande is dat haar emotioneel zeer aangrijpt.
5   Ze doet meer dan ze aankan en gebruikt hier zo nodig 'haar ellebogen' bij. Ze gebruikt haar persoonlijke wil om dingen voor elkaar te krijgen, hoewel ze voelt dat ze boven haar macht grijpt (links toont sterker).
6   Ze neemt niet genoeg tijd om ervaringen en voedsel te verwerken. De dunnedarmslijmvliezen werken minder effectief en zijn geïrriteerd. Dit kan klachten geven, zoals versnelde ontlasting met onverteerde resten, een opgeblazen gevoel, winderigheid met zure lucht en boeren.
7   Het kost haar moeite gevoelsmatig te lozen. Ze piekert te lang over dingen (zie ook punt 2). Haar nieren werken onder hun kunnen (niet ernstig, maar wel belangrijk genoeg om aandacht aan te schenken).
8   Ook hieruit blijkt weer dat ze moeite heeft haar gevoelens los te laten. Lichamelijk is er een lichte verzuring.
9   Haar lever vervult zijn taken met minder gemak.
10 Ook dit is een signaal van de leverfunctie: geen optimaal functioneren.
11 Het afweersysteem in de dunne darm ligt bijna 'plat'.

Conclusie

Het is van belang dat ze haar eigen tempo vindt en de hoeveelheid activiteiten hierop aanpast. Nu drijft ze op haar wil en ambitie, waardoor gevoel en intuïtie moeten wijken. Haar lichaam wordt hiervan de dupe en gaat hoe langer hoe meer protestsignalen uitzenden.

Deze zullen in hevigheid blijven toenemen, totdat ze hier aandacht aan schenkt. Een periode van zorg voor haar lichaam en zelfonderzoek zullen het evenwicht herstellen.

Voetmassage ondersteunt het herstel van de slijmvliezen, het loslaten van onbruikbaar materiaal en draagt daarna bij aan het goed functioneren van lever, dunne darm, nieren en lymfeklieren.

De oplossing van de verzuring kan ze versnellen door veel basische voedingsmiddelen te gebruiken. De doorstroming in de vochthuishouding kan zij bevorderen door veel water te drinken, specifieke kruiden te gebruiken, een saunabezoek en warme wikkels op lever- en niergebied.

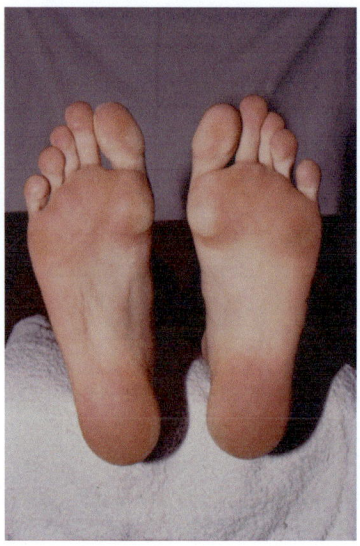

Foto 3.21

Man, 32 jaar

Kenmerken
1. Uitbochting en eeltlaag op bovenste kootje van de grote tenen.
2. Tweede teen fors groter dan de grote teen.
3. Opgezwollen bovenste kootjes van de tenen, met druppelvorming.
4. Eeltlaag op de hartzones.
5. Diepe groef vanuit de plexus solaris naar de dikke darm.

6 Rood, opgezet en week levergebied (rechtervoet).
7 Onregelmatige opbouw en groefjes op verschillende plaatsen van de wervelkolom.
8 Dunne en dikke darm tekenen op de rechtervoet in verloop van de wervelkolom. Dikke darm tevens ingevallen op de rechtervoet.
9 Eelt op reflexgebieden van schouders en hielen.

Diagnose

1 Hij verdringt zijn intuïtie, waardoor er druk op zijn achterhoofd en nek ontstaat.
2 Hij is zeer ingesteld op visuele prikkels van buitenaf en heeft moeite om zichzelf onder de loep te nemen.
3 Hij heeft de neiging alles vooral verstandelijk te benaderen en hierover eindeloos door te malen.
4 Hij vindt het moeilijk zijn gevoel te betrekken in zijn ervaringen. Hiervoor schermt hij zich af.
5 Deze tekening weerspiegelt zijn vasthoudendheid aan zijn persoonlijke wil en aan macht.
6 Het kost moeite om omstandigheden te creëren voor een goede verwerking van opgenomen stoffelijke en onstoffelijke indrukken. De lever probeert de gevraagde activiteit nog wel op te brengen, maar boet hierbij in aan elasticiteit. Dit kan leiden tot een minder grote galaanmaak, waardoor moeite met de vetvertering (en dus overbelasting van de plaques van Peyer in de dunne darm), vervuiling van het bloed en vermoeidheid optreden.
7 Zijn rug is niet sterk. Overmatige spanning in de nekregio, bovenste borstwervels en ter hoogte van het S1-gewricht wordt afgewisseld met een onderspanning van de overige gebieden (onderste borstwervels, lendewervels en het overige, sacrale gedeelte).
8 De onderspanning van het middelste rugdeel heeft invloed op de dunne en dikke darm. Het weke, opstijgende deel van de dikke darm toont het verzet om zijn verkramping en vasthoudendheid los te laten.
9 Hij neemt te veel op zijn schouders, maar hij doet niet waarvoor hij hier gekomen is en ook niet wat hij echt wil doen.

Conclusie

Deze man negeert zijn ware aard en probeert zich vast te houden aan alles wat hij neerzet en produceert. Dit heeft uitholling van zijn gehele gestel tot gevolg. Als de astrale energie niet goed kan doorstromen, ontstaan er depressieve buien, waarin hij zich zal afvragen wat het nut van al zijn inzet is. Hopelijk geeft dit hem de moed het eens anders te proberen, bijvoorbeeld met als uitgangspunt 'genieten' in plaats van 'presteren'. Door een stuk rust en aandacht te creëren voor de dingen die hij doet én zijn gevoel en intuïtie erbij te betrekken, zal hij zeker meer bevrediging en levensvreugde krijgen.

De overbelasting van zijn lichaam kan hij met zorg op de gebieden die dat nodig hebben terugdraaien. Voetmassage zal daarbij een goede therapie zijn. Verder kan hij Mensendieck- of Cesartherapie volgen voor een verbetering van de spanningsverdeling in zijn rug. Dit zal ook zijn houding verbeteren en zijn rug versterken.

Met behulp van licht verteerbare voeding, kruiden en wikkels kan hij de leverfuncties ondersteunen. Hij kan zijn afweersysteem helpen te herstellen door het gebruik van kruiden, goede voeding (vetvrij, veel drinken en vitamine B- en C-rijke producten), lymfedrainage en wandelen (frisse lucht en lichte beweging).

De hiervoor beschreven ommezwaai zal veel tijd, aandacht en inzet vergen. Maar de beloning zal evenredig zijn. Hij zal gelukkiger en meer tevreden zijn. Bovendien zal hij veel lekkerder in zijn vel zitten.

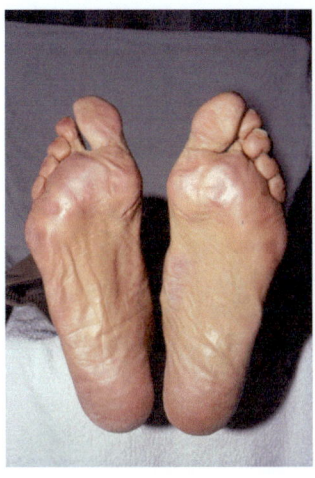

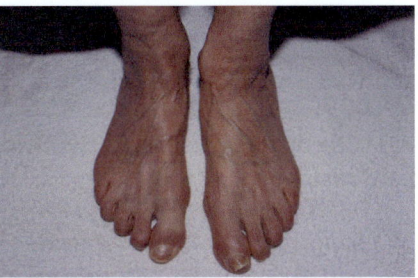

Foto 3.23

Foto 3.22

Man, 80 jaar

Kenmerken

1 Normale tot smalle voetbreedte. Bovenpool korter dan midden- en onderpool.
2 Elasticiteit in het algemeen afgenomen.
3 Roodheid op de toppen van de oogtenen aan de rechterkant, aan de linkerkant eeltafzetting.
4 Hoge aanhechting van de tenen.
5 Schildkliergebied erg ingevallen.
6 Schoudergordel zeer onregelmatig, schouderbladen erg uitgezet en vereelt.
7 Groeven in beide hartstreken.
8 Op de rechtervoet roodheid, eeltafzetting en uitbochting van het dunnedarmgebied. Op de linkervoet weekheid en uitbochting van hetzelfde gebied.

Bovenaanzicht:
1 Tenen klampen zich vast aan de grond.
2 Ingevallen gootjes van de lymfebanen, met op de linkervoet enige rode blaasjes.

Diagnose

1. Deze man is gevoelig voor de indrukken die hij opdoet. De omzetting om er uiteindelijk ook iets mee te kunnen doen, is in aanleg goed.
2. Hij is op leeftijd en zijn lichaam toont over de hele linie een bepaalde vermoeidheid.
3. De visuele indrukken die hij opneemt, zijn te indringend voor hem. Hij kan zichzelf niet goed beschermen tegen hetgeen ze in hem teweegbrengen. Hij ziet meer dan hij kan verwerken.
4. De ogen zijn in aanleg zwak. Hij draagt een bril.
5. Zijn schildklier functioneert niet gelijkmatig. De hoeveelheid energie die hem ter beschikking staat, wisselt nogal.
6. Hij is gewend hard te werken en veel inzet te tonen: 'een zwoeger'. Hij zal zelden erkennen dat hij het gevraagde niet meer kan opbrengen (de eeltlaag schermt zijn gevoel hiervoor af).
7. Er is hartzeer aanwezig. Navraag over het functioneren van het hart en het opmeten van de bloeddruk geven verdere benodigde informatie.
8. Hij piekert en analyseert veel, waardoor hij vat probeert te krijgen op zijn gevoel. Lichamelijk kunnen er klachten zijn als verminderde werking van de klieren, waardoor er sprake is van verminderde sapafscheiding (met alle gevolgen van dien). De klachten kunnen ook ernstiger van aard zijn, bijvoorbeeld beschadiging van het darmslijmvlies, verhoogde kans op darmafsluiting en follikelvorming.
9. Hij zoekt houvast.
10. Zijn afweersysteem werkt niet optimaal. Zeker de lymfeklieren in de buik werken minder reinigend.

Conclusie

De hoeveelheid beschikbare energie neemt af als we ouder worden. Bij de ene mens gaat dat sneller dan bij de andere. Juist daarom is het goed in contact te staan met het eigen gevoel, zodat men voelt wanneer er een grens bereikt is en men aan rust toe is. Deze man overschrijdt al heel lang – en ook nu nog regelmatig – zijn energiegrens. Het is van belang dat hij inziet dat hij zichzelf hiermee overbelast. Zijn lichaam snakt naar rust, zorg en aandacht. Zeker als iemand zo gewend is om bezig te zijn, is het als therapeut de kunst hem dit op een milde manier duidelijk te maken.
Zijn lichaam probeert hem af te schermen voor de indrukken die hij

opdoet (ogen, gekromde tenen), omdat hij ze nu gevoelsmatig niet meer kan verwerken. Dit werkt door in zijn hele gestel. Het hart zal eerst geconfronteerd moeten worden met de gevoelens die er nog liggen (hartzeer), de dunne darm is zeer overbelast en veroorzaakt een onbalans in zijn rug (zwakte, druk, pijn) en het afweersysteem kan in de aanhoudende vraag niet meer voorzien.

Hij kan zijn hoofd ontlasten door te leren 'er gewoon te zijn'. Hij is gewend om ingesteld te zijn op 'de ander' en signaleert hierbij (te) veel. Vervolgens gaat hij over deze informatie nadenken en zelfs piekeren. Door een en ander te laten voor wat het is en zich slechts bezig te houden met zichzelf, haalt hij de grootste overbelastingsbron weg. Al met al de hoogste tijd dat deze man zichzelf toestaat de hoeveelheid inspanning te verminderen en lekker te gaan genieten. Warme baden met rozemarijn (koud naspoelen), een (voet)massage ondergaan, gewoonweg lekker zitten, een rustige, niet te lange wandeling maken en op zijn eigen tempo wat lichaamsoefeningen doen, als hij daar tenminste zin in heeft.

Literatuur

Voetzool- en handmassage, A. Bergson/Vladimir Tuchak, Uitg. Ankh-Hermes (1981)
Fysiologie van de mens, Bernards en Bouman, Uitg. Bohn, Scheltema & Holkema (1979)
Stromende energie, Lynn Buess, Uitg. Ankh-Hermes (1983)
De zin van ziekzijn, T. Dethlefsen/R. Dahlke, Uitg. Ankh-Hermes (1988)
Acupunctuur, G. Fisch, Kruseman's Uitgeversmaatschappij bv (1981)
Leven in het licht, S. Gawain/L. King, Uitg. Ankh-Hermes (1990)
Jouw handen genezen, R. Gordon, Uitg. Ankh-Hermes (1982)
U kunt uw leven helen, L. Hay, Uitg. Altimira (1987)
Voetpad tot het lichaam, E. Ingham, Uitg. Servire (1984)
Voetreflextherapie, H. Hannemann, Uitg. Strengholt (1989)
Bewust met uw lichaam leven, M. Kullrup, Uitg. Ankh-Hermes (1981)
Oosterse en westerse massage, L. Lidell e.a., Uitg. Becht (1985)
Voetzonemassage als therapie, H. Marquardt, Uitg. De Driehoek (1986)
Acupunctuur, C. van der Molen, Uitg. De Tijdstroom (1979)
Verkenningen in de haptonomie, W. Pollmann-Wardenier e.a., Uitg. Bruna en Zoon (1986)
Sesam atlas van de anatomie, W. Platzer e.a., Uitg. Bosch en Keuning n.v. (1978)
Algemene ziekteleer, klinische fysiologie, interne geneeskunde, J.B.M. Vismans, Uitg. De Tijdstroom (1979)
Energiecentra, P. Langedijk en A. van Enkhuizen, Uitg. Ankh-Hermes (1986)
De wereld van de chakra's, M.L. Stangl, Uitg. Ankh-Hermes (1987)

MIX
Papier aus verantwortungsvollen Quellen
Paper from responsible sources
FSC® C105338

If you have any concerns about our products,
you can contact us on
ProductSafety@springernature.com

In case Publisher is established outside the EU,
the EU authorized representative is:
Springer Nature Customer Service Center GmbH
Europaplatz 3, 69115 Heidelberg, Germany

Printed by Libri Plureos GmbH
in Hamburg, Germany